見て、試して、覚える

触れるケア

看護技術としてのタッチング

堀内園子 著

本書は発行元がライフサポート社から照林社へ変更しました。
2014年6月25日初版第4刷発行の『触れるケア』と同一の内容です。

照林社

もくじ

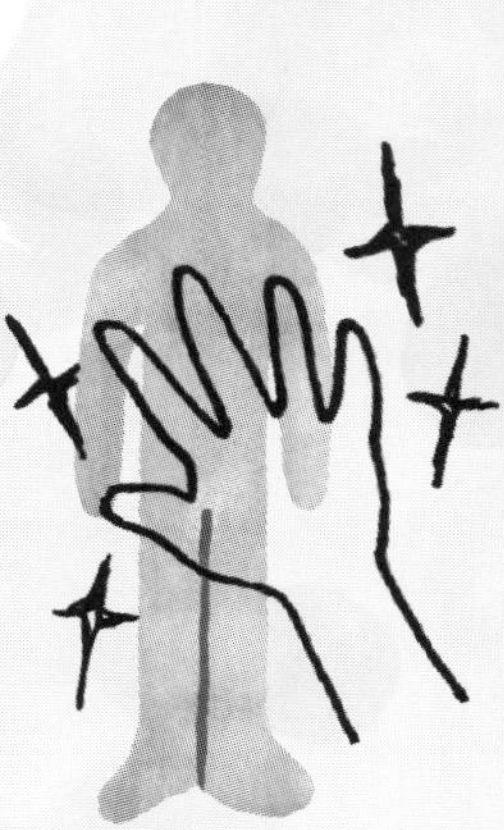

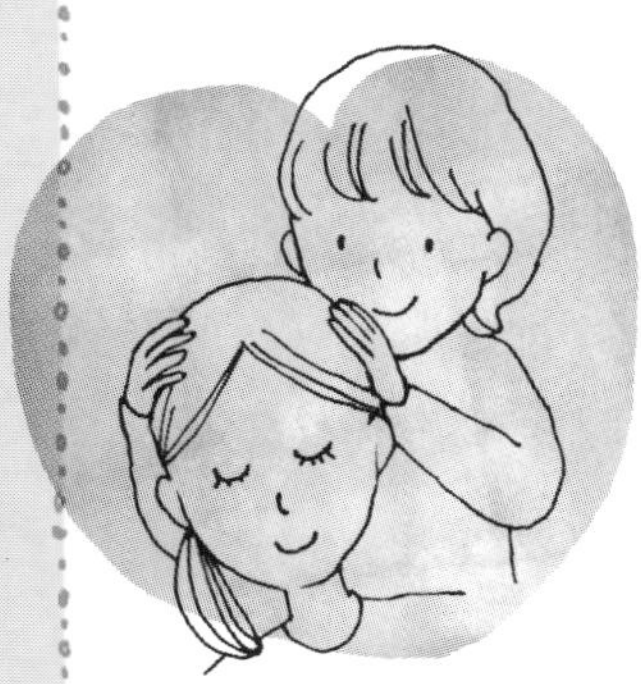

本文デザイン・イラスト――寺井さおり（テラコリ）
本文写真撮影――山名孝明
撮影協力――グループホームせせらぎ

はじめに

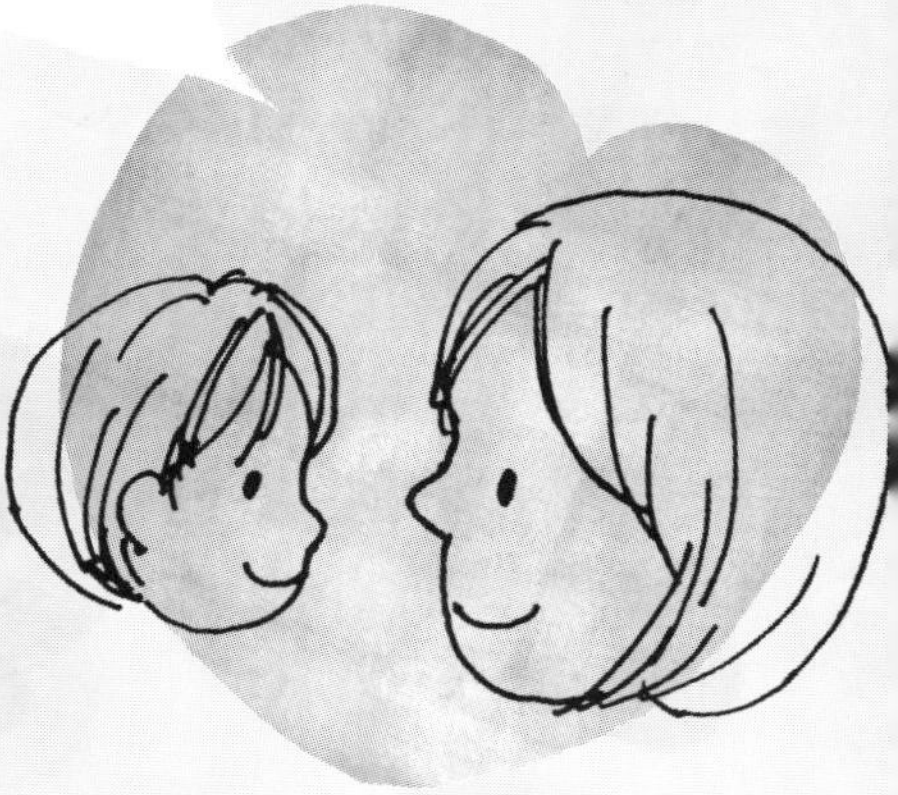

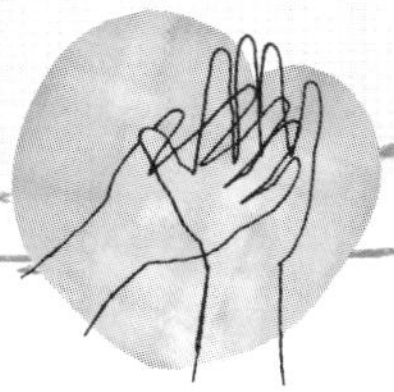

わたしたちは、何かの形や様子を確かめようとする時、誰かに思いを伝えたり、思いを感じ取ろうとする時などにごく日常的に「触れ―触れられる」行為を行っています。

ケアの場では、さらに、からだの痛みや緊張を少しでも取り除くために、傷ついたからだの手当てをするために、思うように自分のからだを動かせない人の生活を手助けするために用いられています。

こうした「触れ―触れられる」ことの可能性は、多くの方が実感されていると思います。

わたしの場合、アルツハイマー病などによって認知症の現れた方、初老期・更年期を迎え、心身のバランスが崩れた方、看護や介護のストレスを感じている方へのケアにおいて、「触れ―触れられる」の持つ力を感じています。「もの覚えが悪くなった」「何となくやる気が出ない」「イライラする」「疲れが抜けない」など心身が思うように任せない状態にあると、本人も、傍らにいるわたしも、その不安定でモヤモヤした感じについて言葉だけで共有するのはとても難しいのです。

とりわけ、記憶や認知機能の障害が進んでいる方と初めてお会いする場合、今会話している言葉が、少しの間にご本人の脳から滑りおちていくかのように途切れたり、同じことの繰り返しになってしまいます。

はじめに

また、人は「何となく調子が悪い」という時には、自分でもどこがどう悪いのかがはっきりしていないので、これもまた言葉で説明するだけではっきりしないことがあります。

このような時、相手の言葉に耳を傾けながら、血圧や脈を測り、ゆっくりとからだに触れ、様子をみると、からだから発せられる様々なメッセージが伝わってきます。触れ方が、相手のからだにとって心地よいものであった時には、「バラバラだった心と体が元に戻っていくよう」「自分を大切にしてもらえていると思えた」と言って頂くこともあります。逆に、相手が緊張し、警戒しているであろう時に、たとえ脈を測るという目的でも、いきなりからだに触れたら、きっと拒絶されてしまうでしょう。

「触れ―触れられる」ことは、触れる側と触れられる側との関係の中で成り立ちます。自分自身であれ、他人であれ、ものであれ、触れる対象があるからこそ成り立ちます。

「触れ―触れられる」という行為は、触れる側から触れられる側に何かを送り、触れられた側がそれに反応することで触れる側もまたそれを受け取るといったやりとりの形でもあります。やりとりされるものは、相手への思いであったり、エネルギーやパワーであったり、言葉を失った人と時間を共に過ごすためであったりします。「触れ―触れられる」ことは、誰かと関わることそのものともいえます。

「触れ―触れられる」行為がその人の暮らす風土や文化や立場を象徴することも

あります。国や地域によっては、「触れ―触れあう」行為を挨拶の1つ、礼儀として捉えている国や地域がある一方で、それを禁じている文化圏もあり、その用いられ方や発展の様子が、風土や文化を知る手がかりとなることもあります。

「触れ―触れられる」という行為は、様々な角度から述べることができます。どんな場面で、誰に行うのか？によってバリエーションも広がります。

本書では、相手の状態に合わせ、手を使ってからだに働きかける行為を「触れるケア」と呼んでお話をすすめたいと思います。

本を書くにあたり、医療の場、ケアの場で「触れる」ことに関する本を探したところ、不思議なことに、触れることが人のからだにどんな意味や影響を与え、からだに触れるためにはどんな準備が必要か？などについて入門書となる本がほとんどありませんでした。

看護学の世界を見渡すと、触診や打診などフィジカルアセスメントの技術書や解説本、診療科ごとの処置技術に関する本、清拭や移動などの日常生活の援助技術論の中で、相手のからだに触れる時の方法、ポイントが著されています。

看護の対象別で分けた領域でみると、新生児・小児看護学の分野では、以前から、母子間のコミュニケーションや、低出生体重児の成長・発達を促すためのタッチケアに関する研究・実践がおこなわれていますし、助産学領域では、陣痛緩和や産後の母親の体の回復を促進するためのマッサージ、がん看護学領域では、がん性疼痛緩和のタッチ、認知症高齢者に対しては、不安の緩和や安らぎを感じてもらうための

はじめに

タクティールケア®、セラピューティックタッチなどの取り組みや研究成果が発表されています。

ところが、こうした各論に入る前の、もっと大きな枠組みの中で、「触れることは人にとってどんな意味をもつのだろうか？」「ケアにどう活かせるのか？」ということを追求した本は見当たらなかったのです。

また、「触れるケア」は人に大きな恩恵を与えてくれる可能性がある反面、刺激に敏感になっている人には、好ましくない場合があります。

特に、医療現場や心身の不調を感じている人がいる場では、相手の症状・体調・治療状況、環境に応じて、触れ方や触れる部位を選択したり、時には、今は触れずにそっとしておく方がよい場合もあります。

「触れ―触れられる」ということは、日常生活によく用いられる行為であり、ケアの場面でも意識的・無意識的に用いられる行為なのに、あまり掘り下げられて論じられていないように思われました。

そこで、今回、人のからだに手を使って働きかける「触れるケア」について、対象となる人のからだの仕組みや「触れるケア」を行う手のこと、触れる前の準備、触れている時、触れた後の相手への配慮、環境の工夫について調べ、それを記しました。イメージしやすいように写真や図表も多く取り入れました。

ここで、読者のみなさんと共に確認しておかねばならないことが1つあります。

日本には「あん摩マッサージ指圧師、はり師、きゅう師等に関する法律」（通

はじめに

称　あはき法）があり、「医師以外の者で、あん摩、マッサージ、若しくは指圧、はり又は灸を業としようとする者は、それぞれ、あん摩マッサージ指圧師免許、はり師免許又はきゅう師免許を受けなければならない」と定められているということです。この本は「あはき法」で述べられているマッサージや指圧に関する専門書ではありません。

看護は、人の健康に焦点を当て、苦痛や不安を緩和し、安寧な状態に導き、それを維持できるよう人と環境に働きかけ、疾病や障害の予防を図る行為です。そうした中で用いられる「触れるケア」を考えます。

日々のケアの中で、相手のからだに触れる時、少しでも心地よさにつながるにはどうしたらいいのか？

心身の苦痛、不安、死への恐怖と向き合う人の苦しみを緩和するようなケアの中に触れることがどう活かされるのだろうか？

言葉だけに頼らないコミュニケーションとして、そして読者のみなさま自身にとっても心地よくからだと関わるアプローチの１つとしてこの「触れるケア」を活かしていただければ幸いです。

chapter 1

第1章

「触れるケア」の意義と効果

「触れるケア」が心身にもたらす影響

人が誰かのからだに触れることで、どんなことが生み出されるのでしょうか？

「触れるケア」の影響は、次頁の表にあるように身体的側面と心理・情緒面に分けることができそうです。

とはいえ、「触れるケア」によって得られるものは、1つ1つが密接に関係し、触れ方によってもあらわれる反応は異なるため、人のからだに触れれば、必ず何らかの効果が出る、と言い切ることは難しいのが現実です。

例えば、心が常に緊張し、不安や恐怖に苛まれている人は、無意識に筋肉も緊張し、姿勢や呼吸の様子も変化します。呼吸の変化は血液循環にも影響します。神経は昂《たかぶ》り、ぐっすり眠ることができず、些細な物音や出来事にも敏感に反応を示します。緊張が続けば続くほど、疲労が蓄積し、休息への欲求が高まりますが、心の緊張が解けない限りは、休みたくとも休めない状態が続きます。

こうしたからだの変化は、心の緊張をさらに強め、苦痛の連鎖、負の悪循環が出来ていきます。

「触れるケア」は、この負の連鎖や悪循環を断ち切り、症状の緩和や心地よさを生みだす可能性を秘めています。

この章では、まずは事例を通じて、「触れるケア」の意義と効果を考えたいと思います。

臨床で看護師が用いる「触れるケア」は、病いや苦痛と付き合いながら生きる人に対して実践されています。それは、一定の条件のもとに対象や手技を統一し、年齢や性別などの背景を合わせた人に実験的に行うものとは異なるものです。

病いの特徴、治療内容、個別の症状を見極め、対象となる人の背景やその日の様子をもとに、看護師が時間や場所、触れる部位や触れている時の姿勢を工夫し、触れる強さや速さを状況に応じて臨機応変に使い分けています。

触れるケアがからだにもたらすこと

身体的側面

- リラクゼーション・ストレス緩和
- 痛みの緩和
- 筋肉の緊張を和らげ、伸ばす
- 血液循環、リンパの流れが増加する
- 活動性が高まる
- 呼吸が楽になる
- 排泄が促される
- 質の良い睡眠と休息が得られる

心理・情動面

- 不安や怖れ、孤独からの解放
- 安心感・信頼感の回復
- 抑うつ感情の減少、自尊感情の回復
- 相手の存在を感じることで、自分の存在を感じ取るそのため、ケアとしての「触れ―触れられる」行為の意味を考えるには、それが用いられている場面や相手の方の言葉をもとに検討する必要があります。

事例1

「抱きしめてもらった温もりが、わたしをこの世界に戻してくれました」

統合失調症と診断されたＡさん（女性）は、ひどい妄想に苦しめられていました。自分のからだの中に、歴史上の有名人物が入り込み、自分の脳をのっとろうとするというものです。のっとろうとする歴史上の人物を彼女は以前から崇拝し、その人物に関する書物を片っ端から読み、英文で書いてあるものも読破するというくらい情熱を傾けていた相手でした。

ところが、ある時から、その人物が、彼女のからだを借りて、やり残したことを成し遂げようと動き始めたというのです。彼女は、自分のからだをのっとられないように、必死で抵抗しました。その人物の嫌いな食べ物を部屋に敷き詰めたり、魔除け札を作ったり、歴史上の人物と闘い続けました。Ａさんの行動を、周囲の人が見れば、何もない空間に対して叫び、手足をバタバタと振り回しているようにしかみえず、なんとも奇異な様子です。

彼女は、病院に入院し、治療を受けることとなりました。

ちょうどその時、わたしは看護学生の実習担当教員としてＡさんの入った病棟に行っていました。病棟看護スタッフ、担当医師、それから当事者のＡさんの希望もあり、看護学生の１人が、彼女を受け持つことになりました。

受け持った当初、彼女の症状は変動が激しく、不安定でした。

こちらが話しかけても、無表情で、一点を見つめたまま「今日は、なんのお役にも立てそうもありません。でも、居ていただけるなら、ここにお願いします」とベッドサイドに座りぼーっとしているかと思えば、「あの人（歴史上の人物）が来る！来る！助けて下さい」と息を荒くさせ、苦しそうに訴えてくる時もあります。

薬物療法をはじめとした治療は行われていましたが、学生もわたしも、病棟看護師も、Ａさんの苦しみをどう緩和、消失できるのか共に悩んでいました。

ある日、病棟を訪れると、Ａさんの姿がみえません。病棟看護師に尋ねると、昨夜、「歴史上の人物が、彼女の脳をこじあけようとして降りてきたため」、彼女は激しく抵抗しようとして安全が確保できなくなり、モニターのある個室に移されたというのです。

部屋の中で、彼女は、自分のからだをのっとろうとする人物をののしったり、部屋の中をぐるぐると休むことなく歩きまわったり、少しすると大きな声で泣き叫んだり、そうかと思うとベッドの端でぶつぶつと何か独り言を言っていました。

一晩中、からだをのっとられないように頑張っていたＡさんは、憔悴していました。担当看護師、医師と相談をし、看護学生とわたしがＡさんのいる個室に行くことにしました。

個室に入る前、わたしは学生に「もし、あなたが今のＡさんの状態について怖いと思うようなら、今、無理にわたしと一緒に部屋に入らなくていいですよ」と声をかけました。すると、学生は、少し間をおいて「怖い気持ちは…ありません。ただ、苦しんでいるＡさんに何をしたらいいのか。わたしの出来ることが見つからないのが辛いです」と応えました。

ノックをしてから、わたしと学生はＡさんの部屋に入りました。

Ａさんはモニターから見る以上にやつれていました。わたしと学生は、Ａさんに挨拶をしました。

「Ａさん、こんにちは。○○大学の教員の堀内と、学生の○○です。」

一瞬、Ａさんはわたしたちが誰かわからないような、不思議な表情をしたのですが、すぐに理解されたようで、「あ、ああ、来てくれたのですか。来てくれたのですか」と抑揚のない声で繰り返しました。

Ａさんは、落ち着かないようで、部屋の中をうろうろ歩きまわり、「昨日から来ているんです。あの人が。わたし狙われていて、休めないんです。わたしが休んだ瞬間、あの人はわたしの脳ミソにのりうつるんですよ」

足早に、行ったり来たりして、目をぎょろぎょろと動かしているＡさんは、不安と恐怖、焦りが入り混じり、疲れ果てているようでした。

わたしはＡさんに「Ａさんの苦しみを少しでも和らげたくてここに来ました。Ａさん、今、わたしたちにして欲しいことがありますか？」と問いかけました。そう問いかけながら、わたしは「こんなに疲れ果てているＡさんに、質問をして余計彼女の負担になっているのではないか？」という思いもよぎりました。が、わたしの予想に反して、Ａさんは、迷うことなく「わたしを抱きしめて下さい」と言ったのです。

「抱きしめて下さい」の言葉は、抑揚なく、念じるように話すＡさんとは思えない、はっきりとした口調で、強い意志を感じました。

わたしは、Ａさんのリクエスト通り、正面からＡさんを抱きしめました。それを見ていた学生もすぐに、Ａさんの後ろから抱きしめました。抱きしめている時間は２分くらいのことだったと思います。

Ａさんは、わたしたちに前と後ろから抱きしめられると、じっとして、目をつぶりました。

２日後、Ａさんは個室から出て、いつもの病室に戻っていました。症状が落ち着いてきたのです。

わたしが廊下で、Ａさんに逢うと、Ａさんはわたしの前で深くお辞儀をし「あのときは、ありがとうございました。先生と学生さんに抱きしめてもらった温もりが、わたしをこの世界に戻してくれました。ぬくもりが、わたしを正気に戻してくれました。本当に温かかった。孤独なわたしを救ってくれました」と言いました。

Ａさんの症状が落ち着いた理由は、抱きしめるという行為だけではありません。Ａさんの混乱した状況に応じた個室という環境、薬物による治療、関わる医療スタッフの細やかなケアなど全てが動員され、その中に抱きしめるという行為が合わさって生じたのです。

ただ、Ａさんとの出逢いから見えるのは、自分を失う不安や恐怖の中にいる時、抱きしめられるという行為が、彼女の苦しみを和らげ、彼女のからだを守るよう働いたということです。

当時、一般的には、激しい妄想中の出来事は、本人が覚えていないと言われていましたが、Ａさんははっきりと覚えていました。

あの日、Ａさんの個室を出た直後、学生に、「よく、後ろから抱きしめることが出来ましたね」と言うと、「わたし、Ａさんに出来ることは何でもしたくて、無我夢中でぎゅっと抱きついていました」と言いました。妄想に苦しみ、救いを求めるＡさんにとにかく応えたいという一心で学生はＡさんを抱きしめたのです。わたしも思いは同じでした。苦しみ、悶えるようなＡさんの状況に出来ることはないか？の答えが、あの抱きしめるということだったのです。Ａさんは、自分のからだが誰かにのっとられると感じていました。不安と１人で懸命に闘っていました。わたしと学生は、Ａさんの苦しみに対して何かできることはないかと考えながらも、彼女の世界に入ることができず、ある意味傍観者でしかありませんでした。

けれど、ぎゅっと彼女を抱きしめた時、傍観者から一歩彼女の世界に少し近づけた気持ちがしました。わたしの手や学生の手がＡさんのからだを包み、Ａさん自身も身を任せてくれた瞬間、互いの体温や心臓の鼓動が共鳴し合っているような感覚がそうさせたように思います。

Ａさんは、Ａさんで、わたしたちのからだを触れあう感じを通し、自分のからだの感覚を実感し、自分を取り戻す感覚を得られたのではないかと思うのです。

「触れるケア」は、皮膚を通じて外の世界を知ることであり、外の世界を知ることで、「わたし」と実感できるのかもしれません。

また、「抱きしめる」という行為は、「触れるケア」の中でも、相手との接触部分が多く、自分のからだを相手に預ける行為です。互いのからだが発するメッセージを最もよく聴ける形のようにも思えます。

「Ａさんに対して出来ることは何でもしたい」という思いが凝縮された「ぎゅっ」という抱きしめる感覚を通して皮膚感覚からＡさんに浸透していったのではないでしょうか。

事例2

「気持ちいいなあ。生きているんだなあ。俺は」

「急性骨髄性白血病」と診断された40代の男性Ｂさんは、妻と２人の男の子の父親でした。抗ガン剤治療の副作用に耐え、仕事を休まねばならない焦り、家族への思いなど様々なことが絡みあっていたためか、Ｂさんは１日中、病室で窓の外を見たままで過ごし、医療スタッフや面会に訪れた妻ともほとんど話しをせずにすごしていました。もともとは、陽気で冗談が好きな明るいＢさんだったのですが、予後への不安や体調の悪化が彼の表情を硬くし、他の人をよせつけないような雰囲気がありました。

Ｂさんは弱い自分を見せないように必死に闘っているようにも見えました。懸命に自分と闘うＢさんに対し、無理やり心をこじあけることはせず、看護スタッフは日々のケアを丁寧にしながら、時が来るのを待とうと考えていました。夜、なかなか寝付けないＢさんに足浴を提案したある日のことです。普段は「そんなことしなくていいですよ」と断っていたのですが、その日は「じゃあ、お願いしようか」と言いました。

Ｂさんの足をお湯につけ、ゆっくりと足を洗っていると、Ｂさんは目を閉じ「気持ちいいなあ。生きているんだなあ。俺は」と言い、「死にたくないなあ。死にたくなんかないよ」と声をふりしぼるように言いました。

Ｂさんは嗚咽していました。

その日を境に、Ｂさんの硬い表情が少しずつ和らいできたかのようにみえました。足浴の時間にはＢさんの子どもの話や、妻との馴れ初めといった話や病気に対する不安などを語ってくれるようになりました。

後日、Ｂさんに足浴を勧めてＯＫしてくれた時の理由を尋ねたところ、「何でかなあ…。あの時は、身のおき場がなくて、モヤモヤしてて、何をやっても無駄って思ってた。だから眠れない俺のために看護師さんたちが足を温めようって声をかけ続けてくれてた時も、乗り気がしなかったんだ。でも、毎回毎回言われているうちに、だんだんのせられたのかもしれないね。ふと、気分を変えてやってみてもらおうと思ったんだ。最初の足浴の時、からだ中が温まって、久しぶりに気持ちいいって感じたんだよ。からだ中に俺の血がめぐっていくのを感じたら涙まで出てきて。看護師さんの手で『いい子、いい子』されているような気持ちで、正直になったのかな」と照れ笑いをしながら話してくれました。

Ｂさんの例も、Ａさんと同様、足浴という「触れるケア」を通じて相手の世界に近づくことができたようです。

Ａさんの場合は「温もり」、Ｂさんの場合は「温かさ」と表現されていましたが、「触れるケア」が効果的に働くのには「温度」が大きな要素のようです。

Ｂさんは、足浴をして、足への「触れるケア」が行われたことにより、血液循環が良くなり、からだが温まりました。自分の温まったからだに生きていることを改めて感じ取ったのかもしれません。

「今ここで生きている自分」を感じ、「いい子いい子されているような」感じは、Bさんに安心感を呼びおこし、気持ちを自然に語らせたのかもしれません。病いがどうなっていくかへの不安、身体的苦痛の中で、皮膚を通じて実感する心地よさは、言葉以上に雄弁で、生きていることを再確認する働きかけになっていたのではないでしょうか。

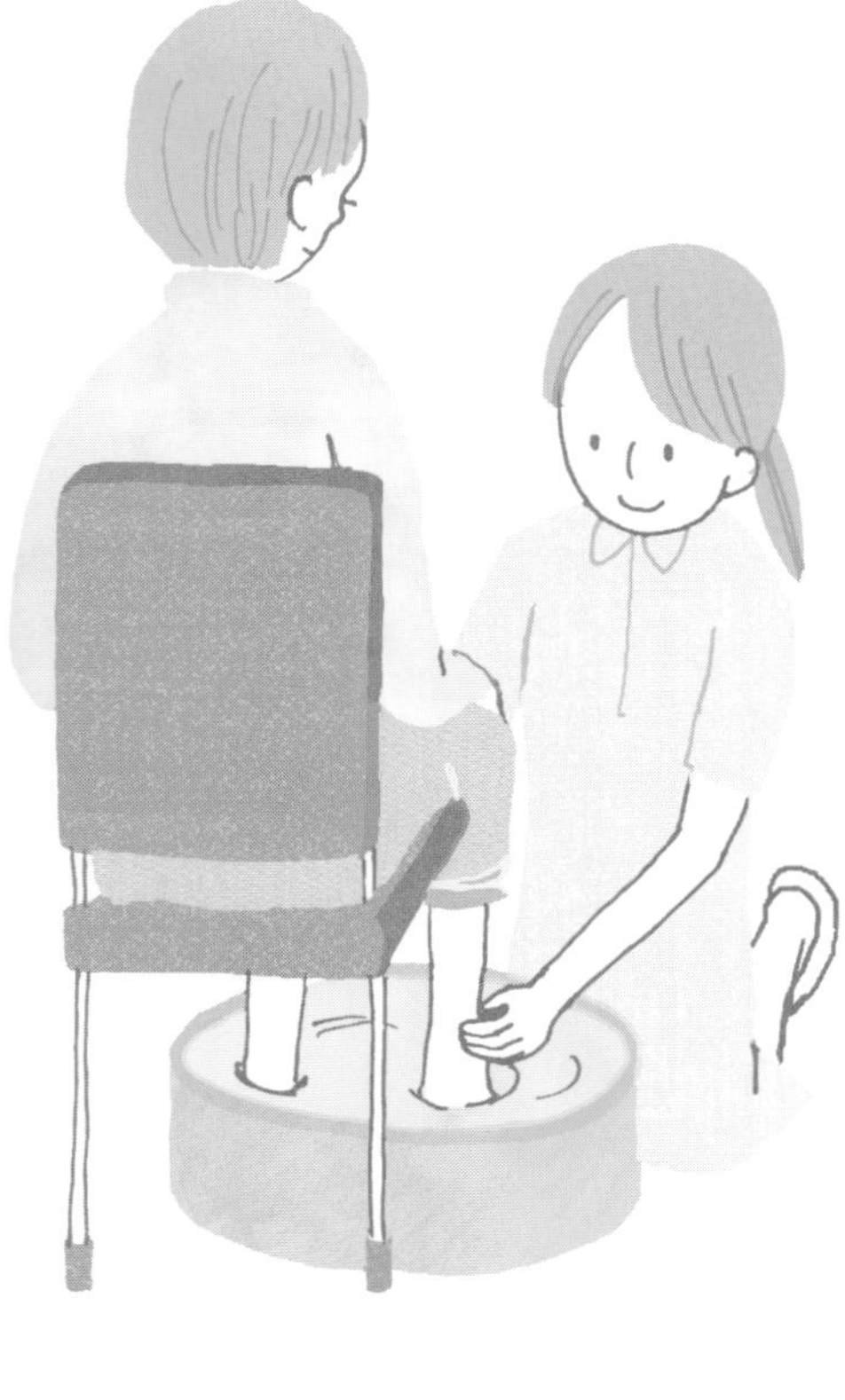

事例3

「こんなわたしを大事にしてくれてありがとうございます」

アルツハイマー病のＣさんは、記憶障害が進み、言葉を状況に応じて適切に発することが難しくなってきていました。季節に応じた洋服選びが出来なくなり、行き慣れたスーパーからの帰り道で迷うようにもなりました。豊富だった語彙の数も減り、誤解が多くなり、家族とのコミュニケーションもちぐはぐになり、うまく伝わらない苛立ちや、記憶がつながらない不安やもどかしさなどが絡み合い、家族と激しい言い合いになることが増えていました。言い合いといっても、語彙が限られてきたＣさんの口から出る言葉は「わたしを馬鹿にして！」「わたしが死ねばいいんでしょ！」というフレーズの繰り返しです。

Ｃさんの家族は「もう、何を言っても忘れちゃう。どうしようもない。口を開けば『死ねばいいんでしょ』といった言葉ばかり。会話にならないし、何を考えているんだかわからない。家事をずっとやってきた人で、他に趣味もないんだけれど、家事そのものが出来なくて、ガスの火をつけたままにしたり、水も出しっぱなし。危なくて何もやらせられない」と看護師に話しました。

生活の中で、さまざまなことに制約が生じているＣさんの顔にはいつしか常に眉間にしわがより、肩をいからせたような姿勢で歩くようになっていました。

そのＣさんに、肩から背中、腕、手にかけてオイルを使った「触れるケア」を提案し、実施した時のことです。

最初のうちは遠慮していたＣさんですが、最初に手だけオイルを使って撫でるように触れると「気持ちいいものですね」と笑顔になり、肩や背中も触れていいといってくれました。

全てを終えると、Ｃさんは「ありがとうございます。気持ちいいです。本当に」と繰り返しました。そして、「こんなわたしを大事にしてくれてありがとうございます」と頭を下げました。それから、Ｃさんはひとしきり、「アルツハイマー病になって、何が悔しいかって、家族や他人から馬鹿にされることです」と語り始めたのです。最近のＣさんの様子からは考えられないほどスムーズに言葉が出てきました。穏やかな表情で、眉間のしわは消え、肩の力も抜けています。

Ｃさんへの「触れるケア」は、言語的コミュニケーションが困難となったＣさんにとって、皮膚を介して他者とわかりあうための言葉と同じ存在になりえたといえます。

この事例からみえてくるのは、「触れるケア」をはじめるプロセスの側面です。Ｃさんへの「触れるケア」は手から始まりました。認知症が進み、不慣れな環境では混乱しやすく、ましてや初対面の人と向き合えば、より混乱を増してしまうかもしれないＣさんに対し、何か新しいことをする場合には、本人が良く知っていることから、あるいは本人が自分の目や耳を通して確認できることから始めることが大切です。

初対面の人との会話では、いきなり核心にふれた話からはじめるよりも、自己紹介やお天気の話など軽い内容からするのと同じように、この「触れるケア」の場合も、背中から触れるのではなく、手に対して行い、「触れる範囲」を広げていきました。

「触れるケア」は、相手との心の距離に応じて、いくつかの段階を経て行うほうが良い場合もあることを意味しています。

また、認知症が現れ、これまで家で家事を引き受けてきたＣさんが、その役割を果たすことができず、生活の中での自分の楽しみを見つけることが難しくなった今、皮膚を介して得られる心地よさは、生活の中の楽しみや気分転換としての意味ももつように思えます。

Ｃさんの場合は、家事でしたが、多くの趣味を楽しんできた人も、認知症が進むと、１人で思うようにできなくなり、楽しみであったはずの趣味が、自分の力の喪失を実感する苦しいものに変わることも多いのです。「触れるケア」は、新しい生活の中での楽しみにもなりえます。

何より、Ｃさんが発してくれた言葉「大切にされている」と感じてもらえるものだったのです。

自分を価値ある人として感じることが、後半のＣさんの言葉——アルツハイマー病になった自分を客観的にとらえ、自身の気持ちを語るという高度な能力を発動させたように思います。「触れるケア」によって得られる心地よさ、自分は大切にされているという保証は、その人の持っている力を引き出すのかもしれません。

事例4

「いつもは少しでも触れられると大暴れするのに、今日は黙っていい顔しているねー」

90歳を迎えたDさんは、白癬によって爪が変形していました。Dさんは重度のアルツハイマー病で、話しかけても「はいよ」「そうかい」といった簡単な受け答えはするものの、自分から色々話をすることはしません。アルツハイマー病の影響か、Dさんはちょっとした刺激でも顔をしかめ「あー痛い！」と言います。散歩の途中に風がふわっと横切った時も「寒いっ！寒いっ」と大きな声をあげます。

足を洗うにしても、靴下を脱がせるような時ですら「やめろっ！痛い」と言います。あまりに痛がるので、整形外科や皮膚科で診てもらったりもしましたが、いずれも異常なしという結果です。

Dさんに触れる時には、スタッフも自然と慎重になっています。

そんなDさんの爪が変形し、歩行にも問題が出てくると、足のケアをどうするか、が悩みの種です。白癬菌に対しては、足を清潔にし、薬を塗布するという一連の流れで行うわけですが、爪のケアが問題です。

そんな時、フットケアの第一人者の看護師がやってきました。

彼女は、Ｄさんの前で手際よく、処置用の物品を取り出し、自己紹介をすませると「足をみせてくださいね」といい、Ｄさんの足に触れました。

いつものＤさんの「痛い！」が始まるかと思いきや、Ｄさんは黙っています。フットケアの看護師に身を預けるようにしてじっとしています。フットケアの看護師は、Ｄさんの足を観察すると、持ってきた道具で爪を整えました。Ｄさんはされるがままです。

そのうち、面会にきたＤさんの家族が「あれ？今日は足をやってもらっているの？」と様子を見ながら言い、続けて「いつもは少しでも触られると大暴れするのに、今日は黙っていい顔してるね～。どうしたの？　おばあちゃん」と、不思議そうにＤさんに話しかけました。

Ｄさんのこの反応を皆さんはどう思われるでしょうか？

フットケアの第一人者の看護師の、Ｄさんの足への触れ方や支持の仕方、ケアの手際の良さ、リズム、声かけのタイミング、それら全てがあいまってＤさんが身を預けたのだと思います。

ここに「触れるケア」の醍醐味を感じます。なんでもかんでも皮膚に触れればケアが成立するわけではなく、いかに触れるか？という質的な側面を問いながらわたしたちは実践しなければならないのだと気づかされます。
先に紹介した他の３つの限られた事例でもそれはいえると思います。

「触れるケア」の持つ力は、子どもたちにも影響します。からだを刺激し、活動性を高め、からだを元気づけ、生命力を高めます。

新生児や乳幼児に対して行われる「触れるケア」は、成長・発達を促すと考えられており、特に低出生体重児に対して、心地よく触れることによって、児の体重増加や、神経障害のリスクが低下するという報告があります[1]。

しかし、わたしたちは、「触れることの意義」を改めて見直すと共に、「触れる際にどんな配慮をしなければならないのか？」についても知っておかねばなりません。

低出生体重児を対象にした研究では、「触れること」が及ぼす児への影響が述べられています。低出生体重児の体験する「触れること」の多くは、医療処置に関わるもので愛情のこもった「なでなで」ではなく、呼吸や脈拍のチェックや注射、入浴や衣類の交換、哺乳など一連の業務として行われるものです[2]。

こうした医療行為の中で発生する「触れること」は、新生児には大きな負担となり、時に低酸素、除脈、睡眠障害、頭蓋内圧上昇をもたらすといわれています[3]。

「触れること」が先に述べた事例のようなケアとして意義あるものとするには、触れる側が雑であってはいけないのでしょう。相手に深い関心を持ち、相手のニーズに合わせ、触れる部位やタイミング、リズム、温度、姿勢といったさまざまな要素を丁寧に織り込んで行うことを常に意識している必要があるのではないでしょうか。

参考文献

（1）Vickers A, Ohlsson Aj, Lacy JB, Horsley A. : Massage for promoting growth and development of preterm and/or low birth weight infants, In The Cochrane Library,Oxford,1-24,2003.

（2）Werner NP, Conway AE. :Caregiver contacts experienced by premature infants in the neonatal intensive care unit,Maternal-Child Nursing Journal,19;21-43,1990.

（3）Peters KL. :Neonatal stress reactivity and cortisol, The Journal of Perinatal & Neonatal Nursing, 11:45-49,1998.

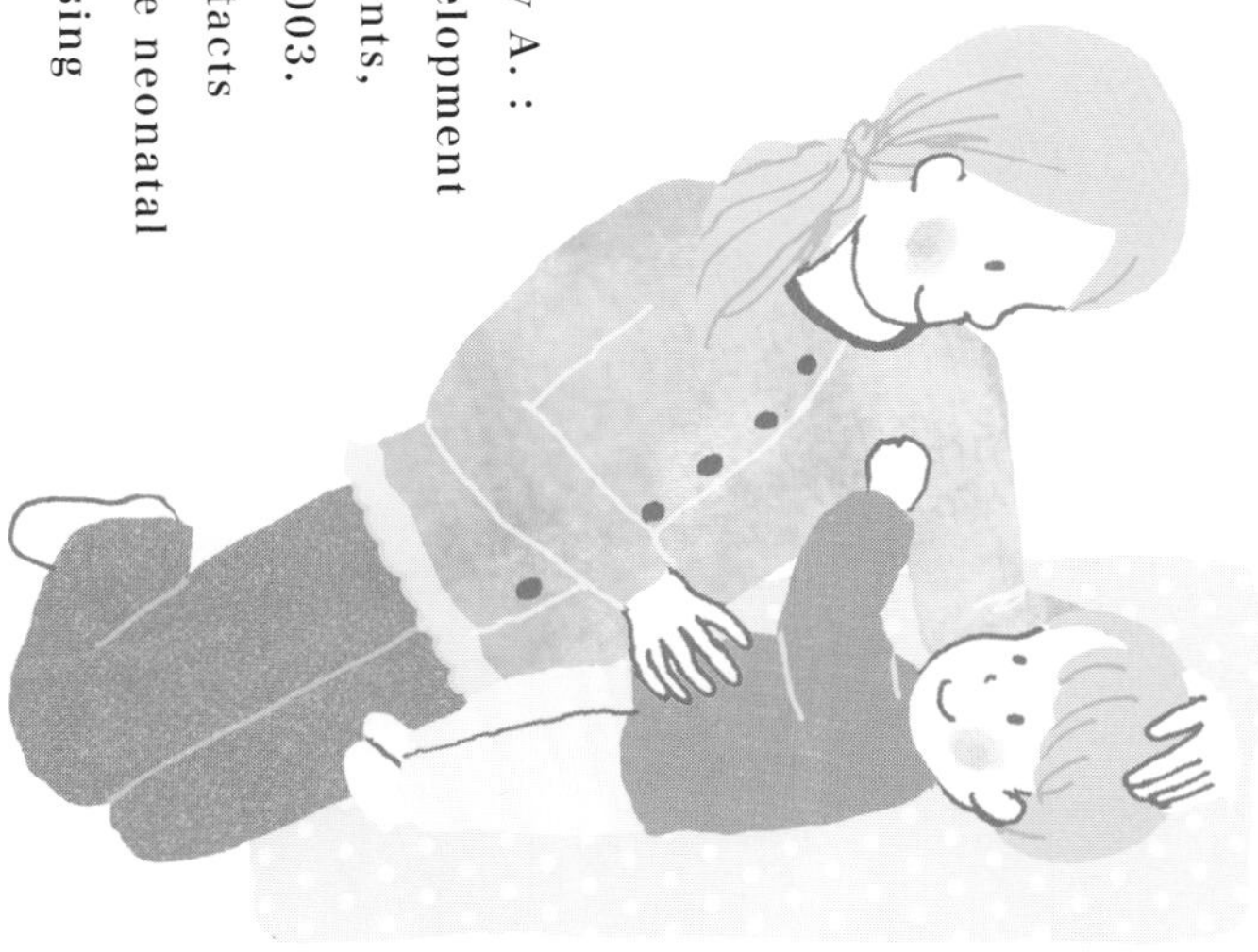

Message from Horiuchi

「触れるケア」で最も重要となる触覚は、母親のおなかの中にいる頃から発達しています。妊娠30週目までに痛みを感じ取ることができるまでになっていると言われます。生まれたばかりの赤ちゃんの手には片方の手だけでも1万7千個の皮膚受容体があり、手は、他の部位と比べてはるかに鋭敏であると考えられています。

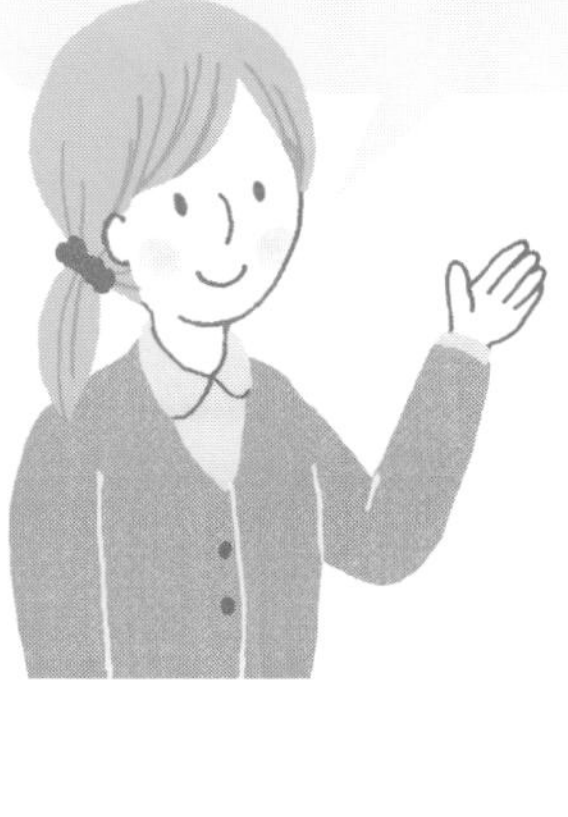

chapter 2

第2章

「触れるケア」に関わる理論・考え方

2 痛みを調節するゲートコントロール理論

1965年にカナダの心理学者ウォール（Patrick D. Wall）とイギリスの解剖学者メルザック（Ronald Melzack）が提唱した痛みのメカニズムを説明する文献[1]で、おなじみの方も多いかと思います。

脊髄には、痛みを脳に伝える門があり、門の開閉具合によって痛みの感じ方が異なるというものです。門が開いていれば、刺激は脳へと伝わり、痛みを感じます。門を閉じるような働きかけがあれば、痛みの緩和や消失が可能になるということです。

では、どうしたらいいのでしょうか？

刺激を受け取る感覚神経には、太い神経線維（A-β線維）と細い神経線維（CおよびA-δ線維）があります。太い神経線維とは、触覚（触る）、圧覚（押す）、振動覚（ゆする）といった刺激を脳に伝え、細い神経線維は瞬間的で鋭い痛みの衝撃を伝えます。太い神経線維を介した信号は痛みの門を閉じるように働きかけます。何かの拍子でからだをぶつけた時に、手でその部位を撫でると、痛みが和らぐのはそのためと考えられています。

痛みの門は、気分の良い時や、安心している時には閉じられます。逆に、不安な時、や悲しい気分の時、門は開かれ、痛みを強く感じます。体をぶつけた時、人は自然に

ゲートコントロール説

そこに手を当て押さえます。手で押さえる刺激が痛みの門を閉じる方向へ導くのです。子供が転んで怪我をした時、お母さんが手を当て「痛いの、痛いのとんでけー」と唱えると、子供は元気を回復するのは、優しく触れる刺激と安心感が痛みの門が閉じられるのです。

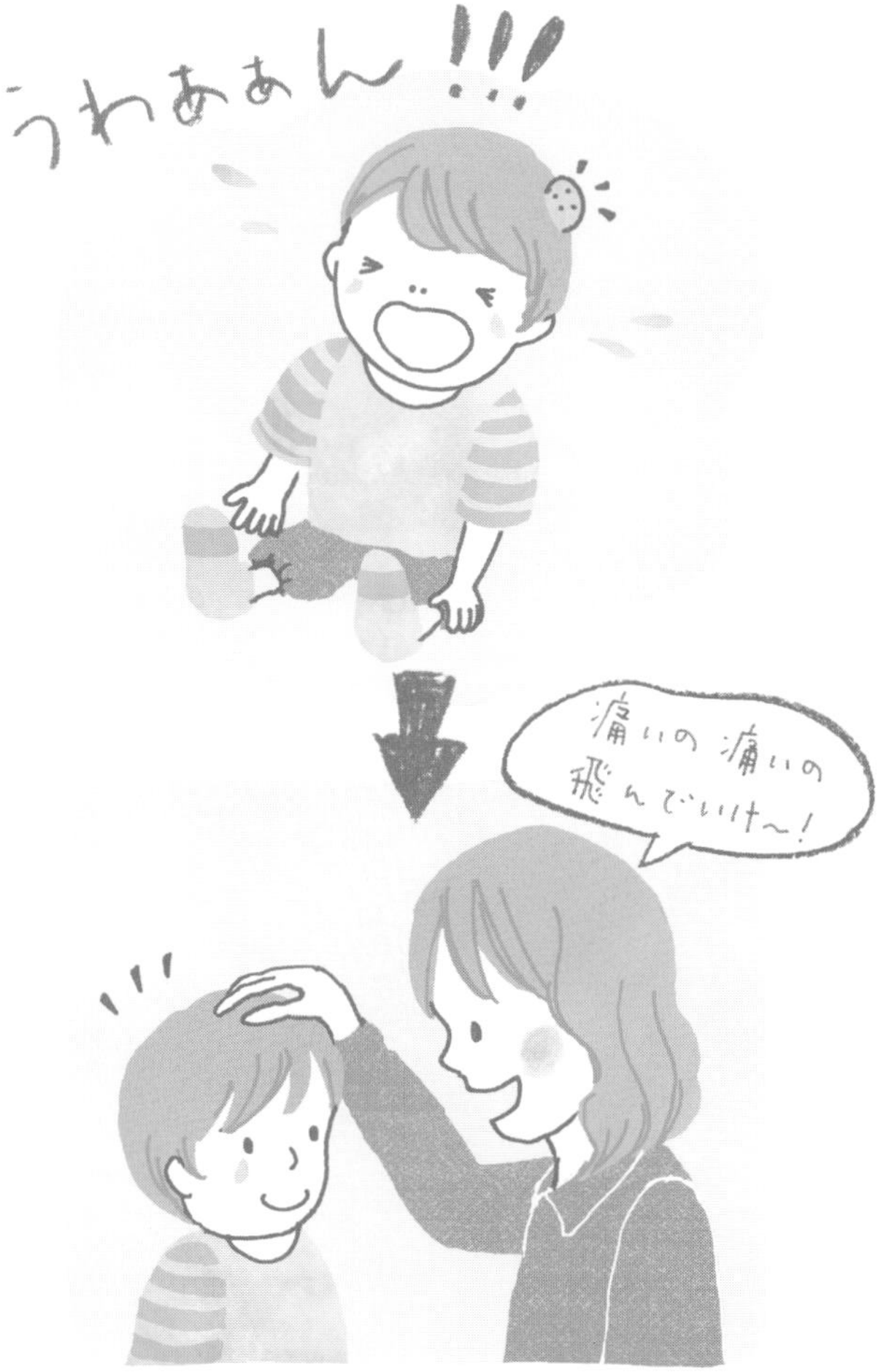

ゲートコントロール理論の概念図

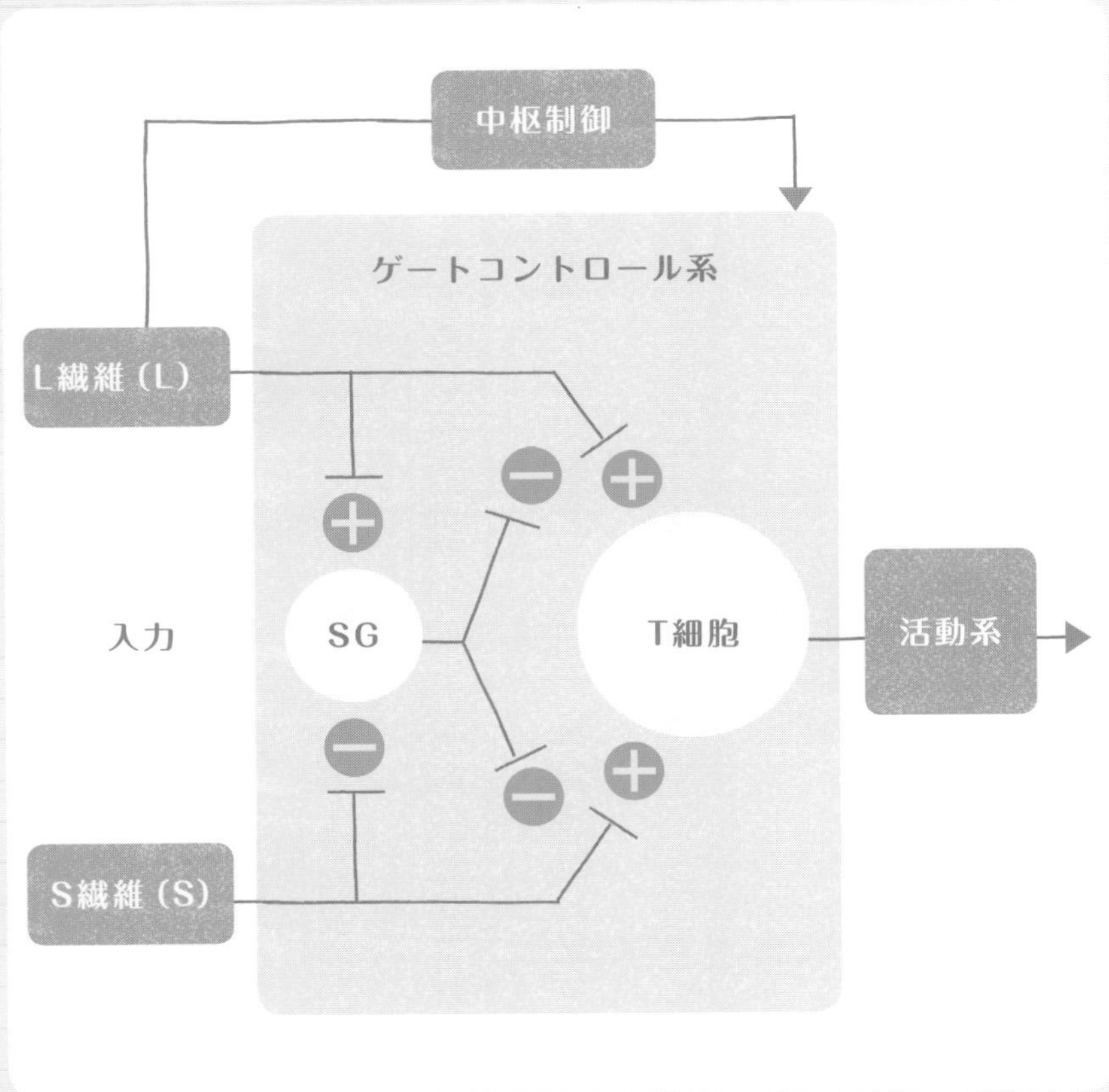

SG：脊髄後角膠様質細胞　T細胞：第一次中心伝達細胞
L：太い神経線維　S：細い神経線維　＋ 促進　－ 抑制

痛みの門の開閉に関わる因子は他にもあり、下の表に示しました。

ゲートコントロール説は発表されてから何回か修正がされ、この説をさらに発展させた論文も発表されています。

ただ、この説によってすべての痛みのメカニズムを説明することはできせんが、「触れるケア」が人のからだに優しく働きかけることを示す説といえます。

痛みの門の開閉に影響するもの

1	太い神経線維への刺激	撫でる、さする、押さえるといった触覚は太い神経線維を通じて伝わる。細い神経線維を通じて伝わる痛みの衝撃は、太い神経線維から伝わる刺激によって抑制される。
2	心理的因子（認識制御）	不安・恐怖は痛みの門を開かせる。
3	下行抑制制御	からだの一部に痛みを覚えている時、その部位とは異なる部位に刺激を与えると、それが脳に伝わり、本来あった痛みを軽減させる。
4	作動系機構	痛みを感じた時には我慢をするより「痛い!」と叫んだり、顔をしかめるなど、痛みの表現をすることで、門を閉める方向に働きかける。
5	内因性モルヒネ様物質	脳内にはモルヒネに似た作用をするエンドルフィン、エンケファリンが存在し、痛みの抑制に関わっている。非モルヒネ様物質（ノルアドレナリン、ドーパミン、アセチルコリン）も影響していると考えられている。

皮膚（表皮）には脳神経と同じ神経伝達物質の受容体がある

セロトニン、アドレナリン、ドーパミン、メラトニンといった脳神経系で作用している伝達物質の受容体が皮膚に存在するという説です[2]。

神経伝達物質は、神経細胞の興奮または抑制をする活動性の変化や、神経細胞どうしの情報を伝える役割をしています。現在まで、約百種類が確認されていて、それぞれに異なる作用があります。

たとえば、セロトニンは他の神経系に抑止的に働き、過剰な興奮や衝動・抑うつ感を軽減します。そのため、セロトニンが不足すると、興奮や暴力的な行動がみられたり、鬱状態になったりします。

神経伝達物質が働くには、ペアとなる受容体が必要です。受容体と結合してはじめて力を発揮できるのです。

神経伝達物質とその受容体の存在は、脳神経組織にあることが前提で語られてきました。

けれど、近年の皮膚の研究によって、皮膚にもこうした神経組織に存在するものと同様の受容体があることがわかってきました。

セロトニンなどの感情に関わるもの以外では、学習や記憶を担う受容体などもあります。

皮膚は、からだを包み、バリア機能や、体温調節機能などを働かせていることは従来からいわれていましたが、脳と同様、臓器として情報を処理する力、感情に関わる力を持っている可能性があるというのは画期的です。

そもそも、皮膚も中枢神経系も成り立ちは同じ「外胚葉」です。由来が同じなのですから、お互いが似ているというのは不思議なことではないのかもしれません。

相手に適した心地よい「触れるケア」は、脳への直接的な働きかけになると考えられ、「触れるケア」の中で皮膚をみることは、相手の感情や記憶、認知の状態をみること、心に働きかけることにつながるのではないでしょうか。

「磁場」を作る看護論

「磁《じ》場《ば》」とは、「わたし」が「わたし」でいられる人と人とのありようで、自分と他者を認め、互いに力を引き出し合えるような空間・雰囲気・時間の流れをいいます(3)〜(6)。特定の場所を指すわけではありません。

「磁場」は、行きつけの喫茶店のマスターの笑顔や、帰宅した時には眠っている幼い子供の寝顔にあるかもしれません。あるいは、自分の故郷に似た山並みや子どもの頃に家族と食べたカレーライスの味の中に潜んでいるかもしれません。

わたしたちは、こうした「磁場」を自分で探し、緊張する場では、長く留まらないようにしたり、近づかないようにしたりします。

しかし、記憶や認知に問題が生じている人や、恐怖や不安、痛みに苦しんでいる人の場合、「磁場」を見つけることが困難になります。

わたしがわたしでいられ、わたしを認めてくれる「磁場」が見つけられないと、脳の中では警戒心や不安をあおるホルモンが出て、イライラしたり、意欲が低下したり、猜疑心が増し、苦痛がさらに増します。

「磁場」を作る看護は、そうした状態にある人との間で「磁場」をどのようにして作り、作った「磁場」をどう維持するか、がテーマです。

「磁場」を作る要素として登場するのが「触れるケア」です。

記憶・認知に問題が生じるアルツハイマー病の人の例でみてみましょう。

アルツハイマー病になると、短期記憶を司る海馬に問題が生じ、最近の出来事や約束を覚えたり、思いだすことが難しくなり、徐々に記憶全体に影響がでます。記憶に問題が現れると、連動するように、怒りっぽくなったり、逆にうつ的になるなど感情に変化が生じます。

脳の中で、感情を主として担当しているのは「視床下部」と「扁桃体」と考えられています。とりわけ、人間が赤ちゃんの頃から持つ快・不快の感情を司るのは長さ15ミリの扁桃体です。扁桃体は、海馬と隣接していて、感情スイッチを快に入れるか不快に入れるかの決定においては海馬にある短期記憶の情報を用います。人間にとって記憶は、身を守るために必要不可欠なものだからです。

例えば、犬に噛まれて以来、仔犬を見ても足がすくんで近づけないという人がいます。

この人は、犬に噛まれた記憶と怖かった感情が連動し、自分にとって危険なもの（この場合は犬）に近づかないようにしているわけです。いわば、記憶と感情が連動することは危険から身を守るために働きます。

ところが、扁桃体が頼りにしている海馬が委縮し、その機能が低下すると、扁桃体はどうしたらいいのか迷います。記憶をうまく引き出

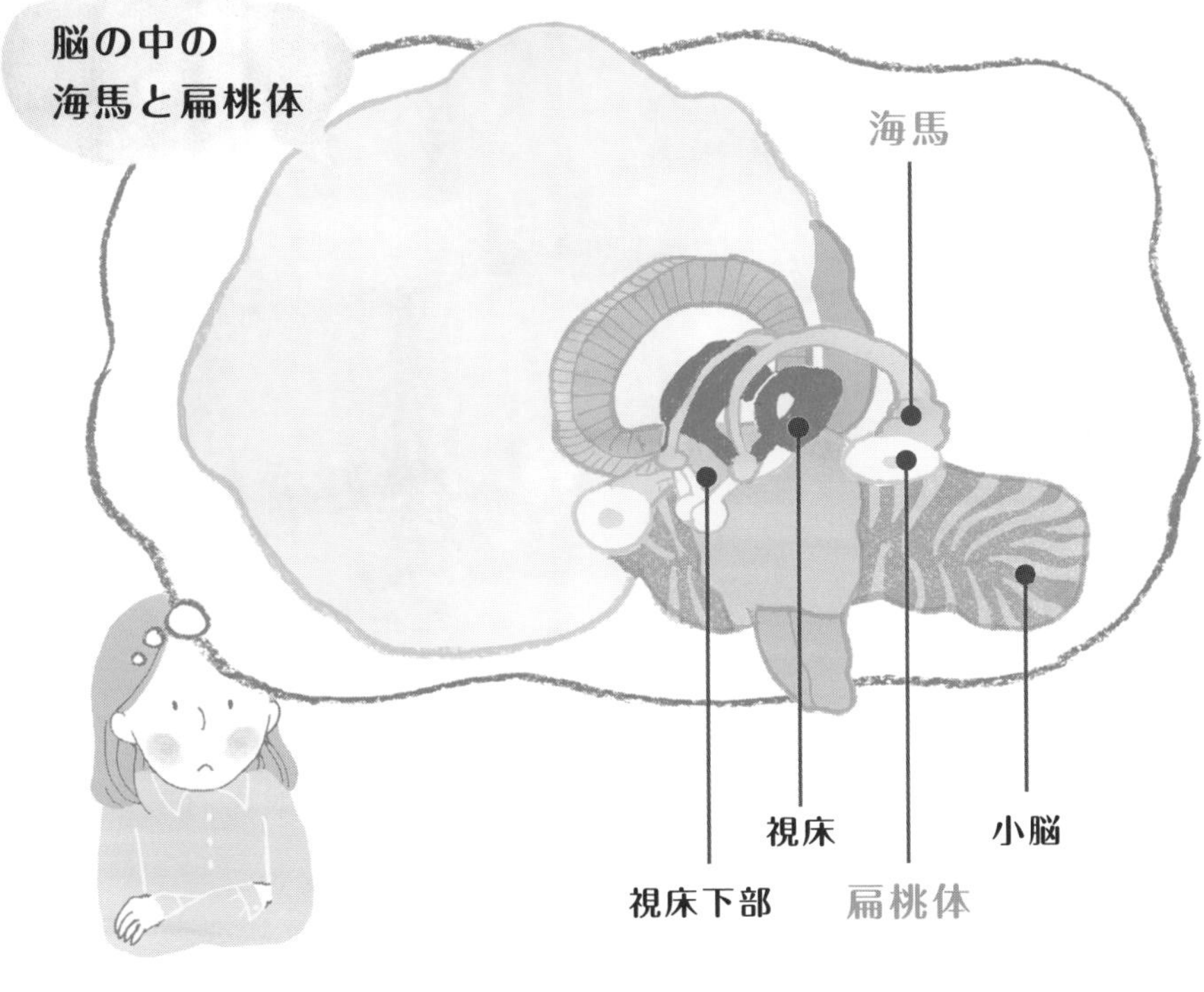

海馬と扁桃体の関係

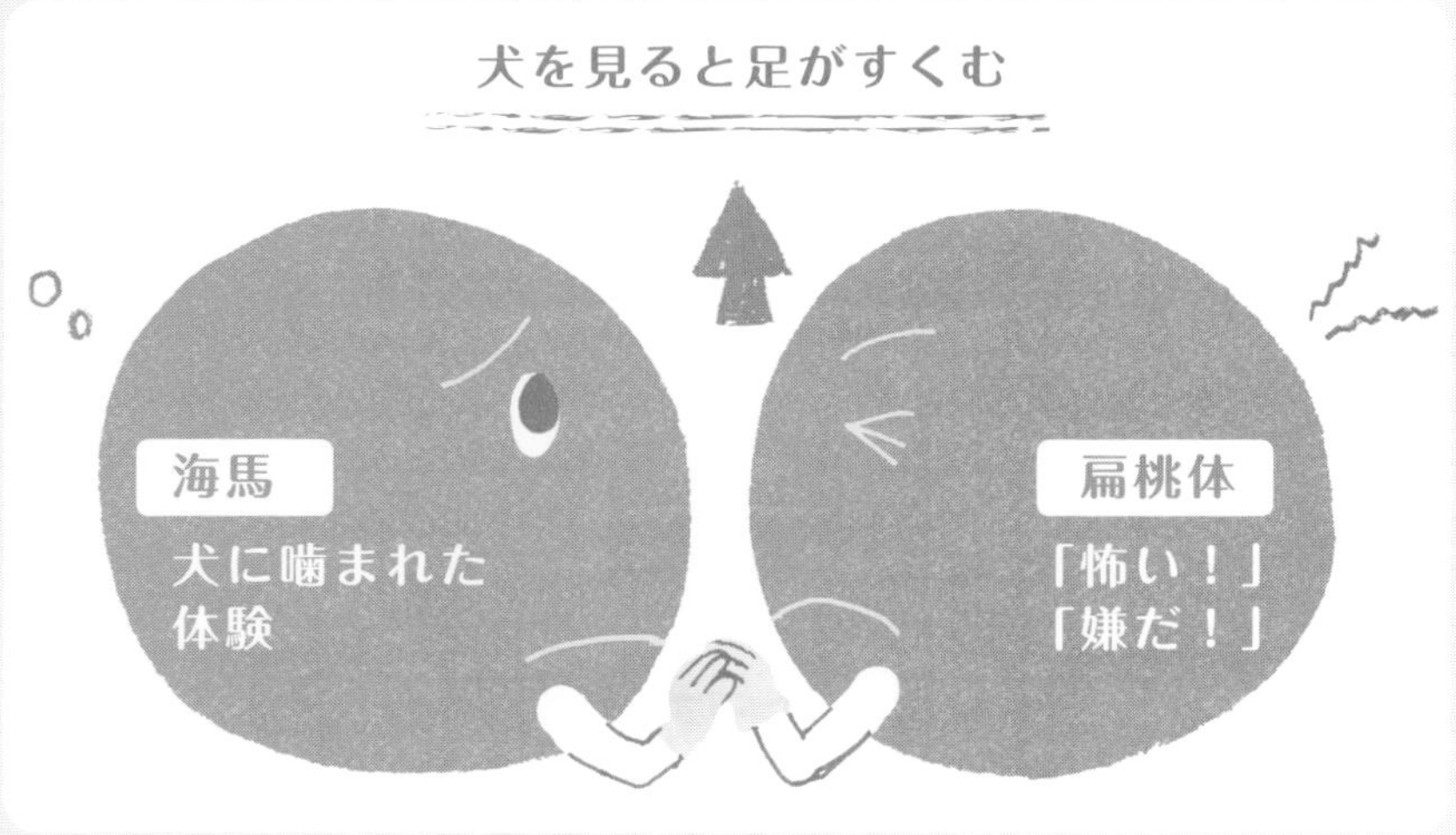

せなければ、状況を見極め、これが自分にとって安全か危険かの判断ができなくなります。海馬が頼りなければ、「君子危うきに近寄らず」で、とりあえず自分を守るために警戒心のスイッチ、不快の方のスイッチをオンにしておくのです。

こうなると「磁場」を作るどころではなくなります。脳全体も危機管理に躍起になり、自分の身を守り、相手を攻撃する体制を作ります。

認知症の人の場合は、徘徊や妄想といったBPSDと呼ばれる症状が引き起こされてきます。

そこで「触れるケア」の登場です。現在のところ、「触れるケア」によって委縮した海馬を元に戻し、記憶力を回復させるということは言われていません。

けれど、「触れるケア」は、心地よさ、不安の緩和につながるオキシトシンの分泌と快感、幸福感を引き起こすホルモン、ドーパミンの分泌を促す可能性がみえてきています。

それぞれのホルモンについて少しお話しておきます。

さきほどの「磁場」もう1つ、「触れ―触れられる」ことが大好きなホルモンがあります。

オキシトシンです。オキシトシンといえば、分娩時や授乳時に分泌されるホルモンとして有名ですが、近年の研究で、オキシトシンが影響を及ぼす範囲は、もっと広いことがわかってきました[7]。

磁場を作る看護論仮説

海馬がうまく働かない！！

↓

扁桃体の機能低下

↓

不快・孤独・焦燥・不安

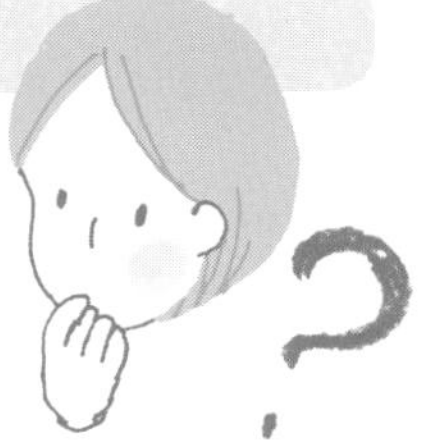

○海馬にばかり頼らず「幸せホルモン」を出せないだろうか？

○「幸せ」になれば海馬部分も活性化するのではないだろうか？

オキシトシンは、視床下部で生成され、下垂体後葉に蓄えられます。これが分娩時や授乳時に使われます。

この他に、オキシトシンは視床下部の室傍核にある小細胞性オキシトシン作動性神経細胞は、扁桃体、孤束核、迷走神経運動核、青斑、縫線核に伸び、様々なところに影響を与えます。

短期的な賦活作用として、血圧、心拍数、コルチゾール濃度の上昇がおこりますが、長期的な抗ストレス作用として不安の軽減、安らぎが図られ、血圧、心拍数、コルチゾール濃度の低下、痛みの閾値の上昇、他者との相互作用の促進があります。

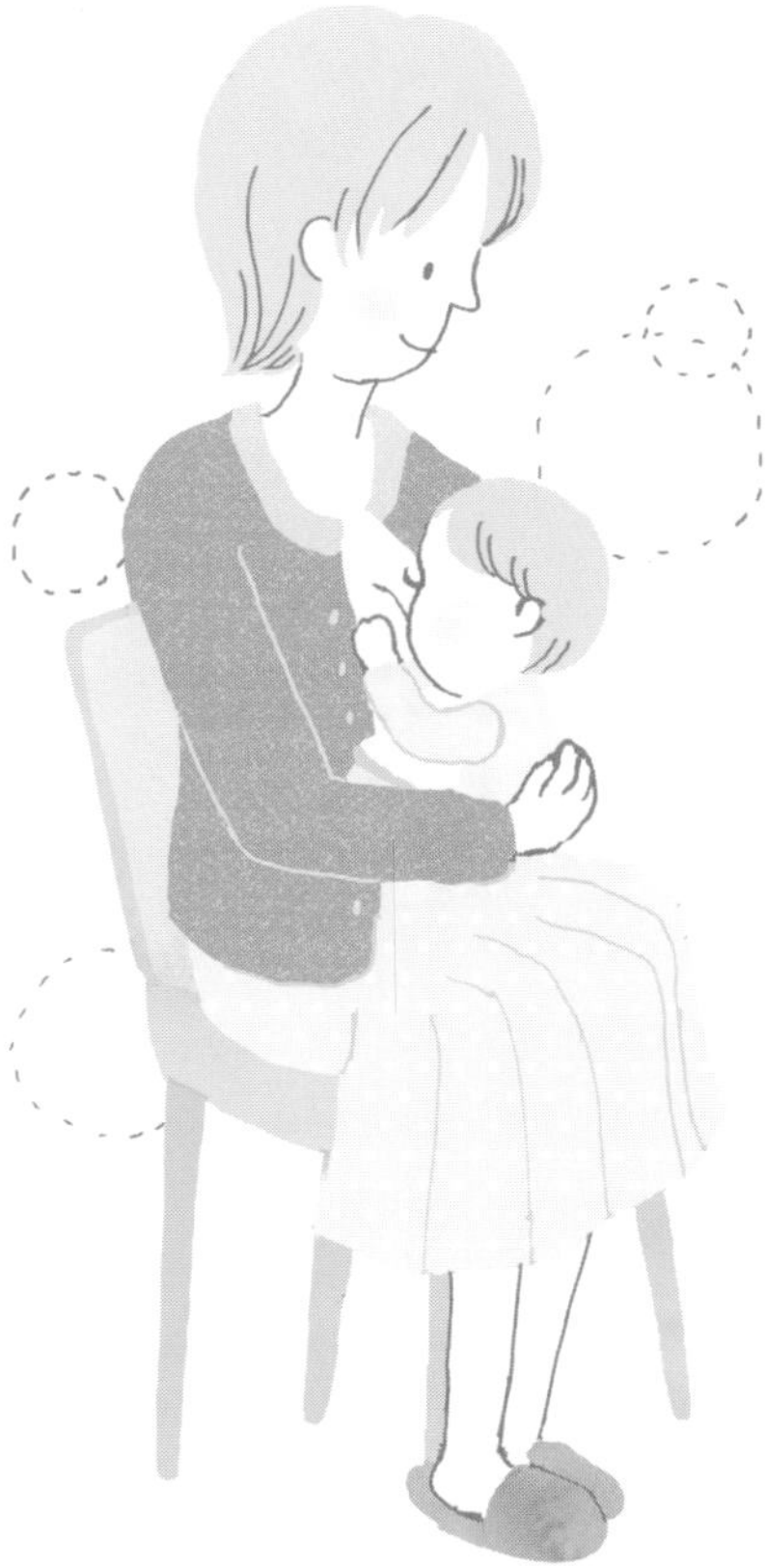

では、オキシトシンの恩恵は、分娩や授乳を体験しなければ受けられないのでしょうか？

実験では、オキシトシンは、被験者の皮膚を一定のペースで撫でる、軽く圧をかける、触れることで分泌されました。触れる手の温度と触れる部位（胸部、腹部に触れること）は、リラックスと快適感に直結していました。

オキシトシンは、繰り返し触れられる体験によってオキシトシンが継続して分泌されることにより、その効果が長期間続くという側面もあります。オキシトシンは女性だけのものではありません。男性だってオキシトシンは分泌するのです。

さて、ドーパミンは、脳幹の外側Ａ８～Ａ16神経から分泌され、中でもＡ10神経はＡ８～Ａ16神経の中で最もドーパミンの分泌に関わるといわれています。Ａ10神経は人間しか持ちえない神経です。Ａ10神経を活発化させることができれば、幸福ホルモン（ドーパミン）が分泌され、快のスイッチも入るのではないか。快のスイッチが入ることによって、海馬にも何らかの影響があらわれるのではないか？というのが「磁場」を作る看護の中で出てくる仮説です。

海馬のことは今後の研究を待つとしても、Ａ10神経を活発化させる方法はだいぶわかってきています。Ａ10神経は、「あなたのことを大切に思っています」ということを他者から表わされることによって活発化するそうです。言葉で表してもいいのですが、言葉と共に優しく触れられること。皮膚と皮膚との心地よい接触によって活発化するというのです。

そして、優しく触れている側も幸福ホルモンが出るということが言われています。

「触れるケア」は、相手に自分が今、ここに居る意味を感じ取ってもらい、わたしはわたしでいいのだと自分を認める働きかけにつながるといえます。

同時に、触れる側にとっても幸せな気持ちを引き起こす効果が期待できるようです。

辛い経験が筋肉をこわばらせる
―からだは体験を語る

山口創氏の『子供の「脳」は肌にある[8]』の中に、「親から叱られ続けたり、虐待を受けた子どもというのは、普段から顔や体の筋肉に知らずに力が入っており、硬直させている」と書かれています。日々の暮らしの中で、自分の体を守ろうということが、からだに変化を与えるのです。

わたし自身、デイサロンに通ってこられるアルツハイマー病の初期段階にある人のからだに触れると、筋肉がこわばっているのを感じます。

人前で失敗しないようにと常に気をはっていらっしゃるのかな、とも思います。

触れることで相手の体の様子を知ることは、その人の日々の体験も少し見えてくることにつながり、からだをほぐすことが辛さを少しでも和らげられるのかもしれません。

Message from Horiuchi

山口創氏著の『子供の「脳」は肌にある』の中で、自分のからだに触れる回数が増える時は、不安や緊張、ストレスが高まっていることが予測されると述べられています。また、嘘をつく時にも自分のからだに触れる回数が増えるそうです。触れるという行為は、その人の心の状態を見る手掛かりにもなるようです。

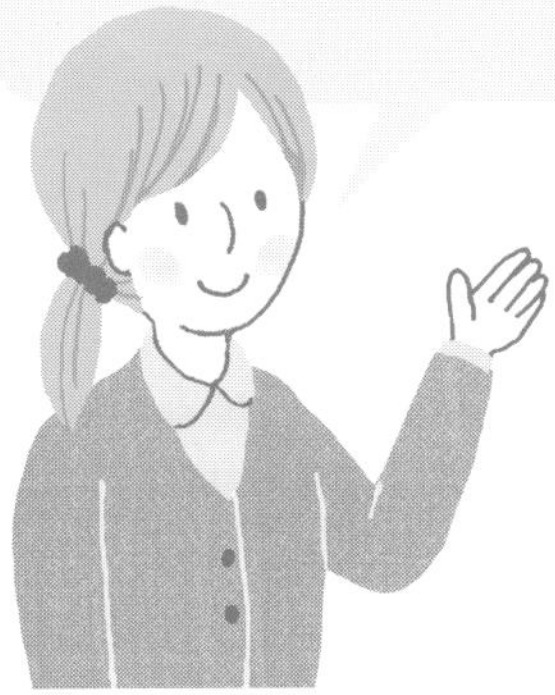

ストレス理論

カナダの生理学者であるハンス・セリエが１９３６年に「ストレス理論[9]」を発表しました。

現代社会では、おなじみのストレスという言葉ですが、当時は画期的でした。

「ストレス」という言葉の意味は、「ひずんだ状態」をいいます。イメージしやすいように、よく用いられる例えとして、心をゴムボールにみたてた説明があります。ゴムボールを指で押すと、へこみます。指をボールから離せば元に戻ります。へこむ→戻る、というのが健康な状態です。へこんだ後の跳ね返す力が、人間の自然治癒力のようなものに匹敵します。

　ところが、跳ね返す力が限界に達し、押しても元に戻らなくなる状態。これがストレスです。

　セリエの時代は、病気の治療法を見つけるために、その病気に特有な症状は何か？を発見することに関心が向けられていました。つまり、それぞれの病気の判別や違いを探すことに懸命な時代です。

　セリエも最初は、各病気の違いの発見に取り組んでいました

ストレスとは、ボールが何らかの刺激（ストレッサー）を受けてひずんだような状態をいいます

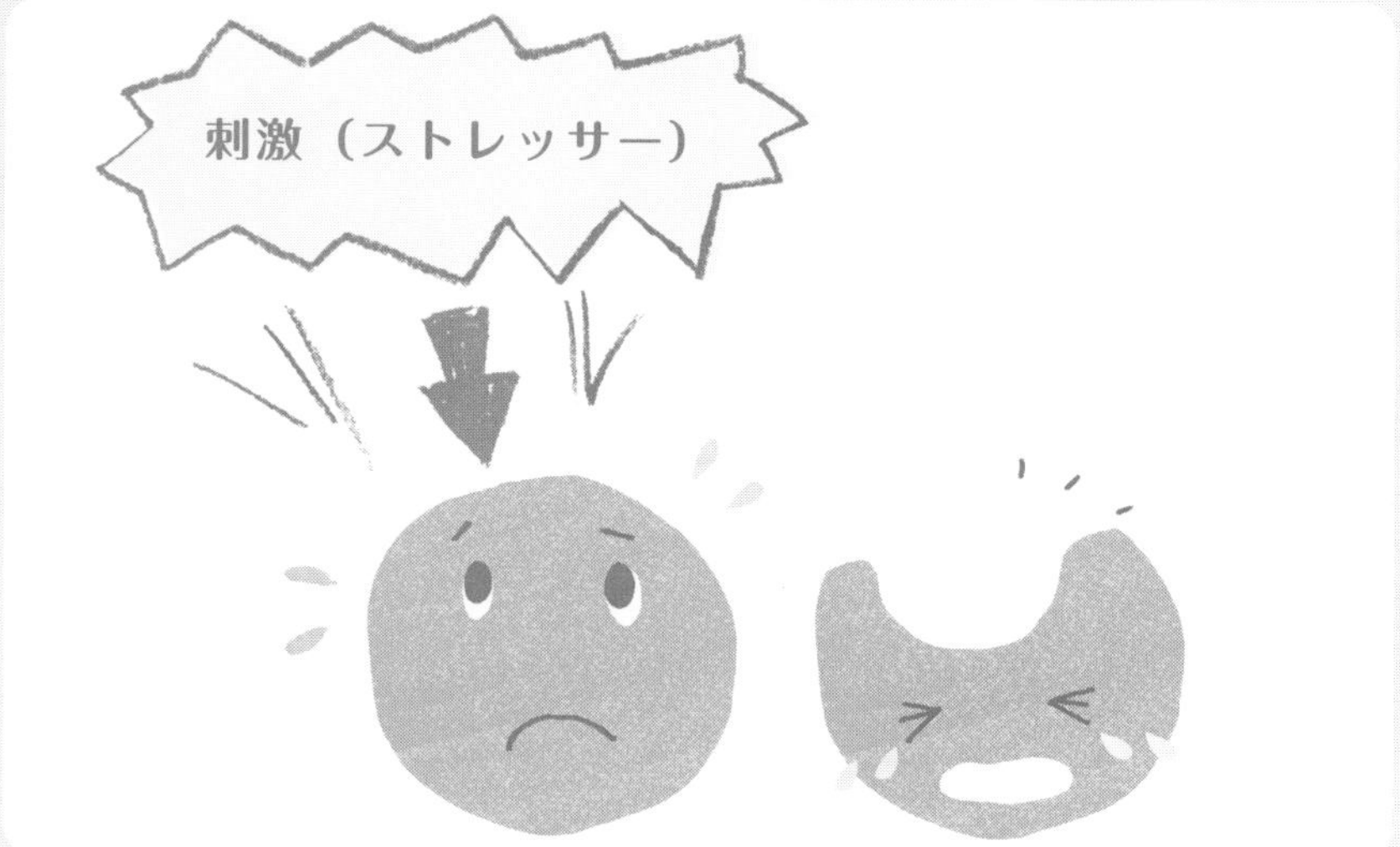

が、研究を進めるうちに、病いに苦しむ人たちには共通した様相があると感じ、違いを見出すことから、共通項を見つけることへ研究の関心がうつったといいます。現代、その考え方は当たり前のように思えますが、当時は画期的なことで、むしろ、研究の初めの頃のセリエは、研究者仲間から異端視されていた時もあるようです。その時代のトレンドから逸れ、その言動を疑問視されていたセリエですが、理解者、協力者に出逢うことができ、人のからだに侵襲が加わった時に、共通してみられる状態について論文を執筆しました。「ストレス」ということがみえてきたのです。

セリエが、まず発見したのは、生体に有害刺激が加わると、脳の特定の部位や下垂体前葉の分泌細胞の活動が高まり、それによって副腎皮質刺激ホルモン（ＡＣＴＨ）の分泌が増加し、血中の糖質コルチコイド濃度が上昇することです。ストレスに陥ると、内分泌系に影響が及ぼされ、からだ全体に不調がみられてくるのです。

ところで、日常会話で「わたしのストレスは仕事上の人間関係」などと使われますが、本来、ストレスはひずんだ状態を指す言葉です。ストレスを引き起こすような要因、刺激を「ストレッサー」といいます。

こう考えると、さきほどの言葉は「わたしのストレッサーは仕事上の人間関係」ということになります。

ストレッサーは、人間関係の他にも気候や環境の変化、不眠や過労、疾病、喪失体験などあらゆることがなりえます。

けれど、ストレッサーがなければ幸せなのか？というとそうではありません。

そもそも、人間は、生きている限り外からの刺激を浴び続け、それに反応しながら生きていきますので、ストレッサーがないということは、生きていないということになります。

ストレッサーにも、有害に働くものと、良い方向に働くものがあります。

いつもより、少し背伸びをして何かに挑戦することなどは、新たな自分の力に気付き、成長するきっかけになります。

また、好きな音楽、心地よい香りなどの刺激には心が満たされ、昂ぶった心や体を沈静化してくれます。

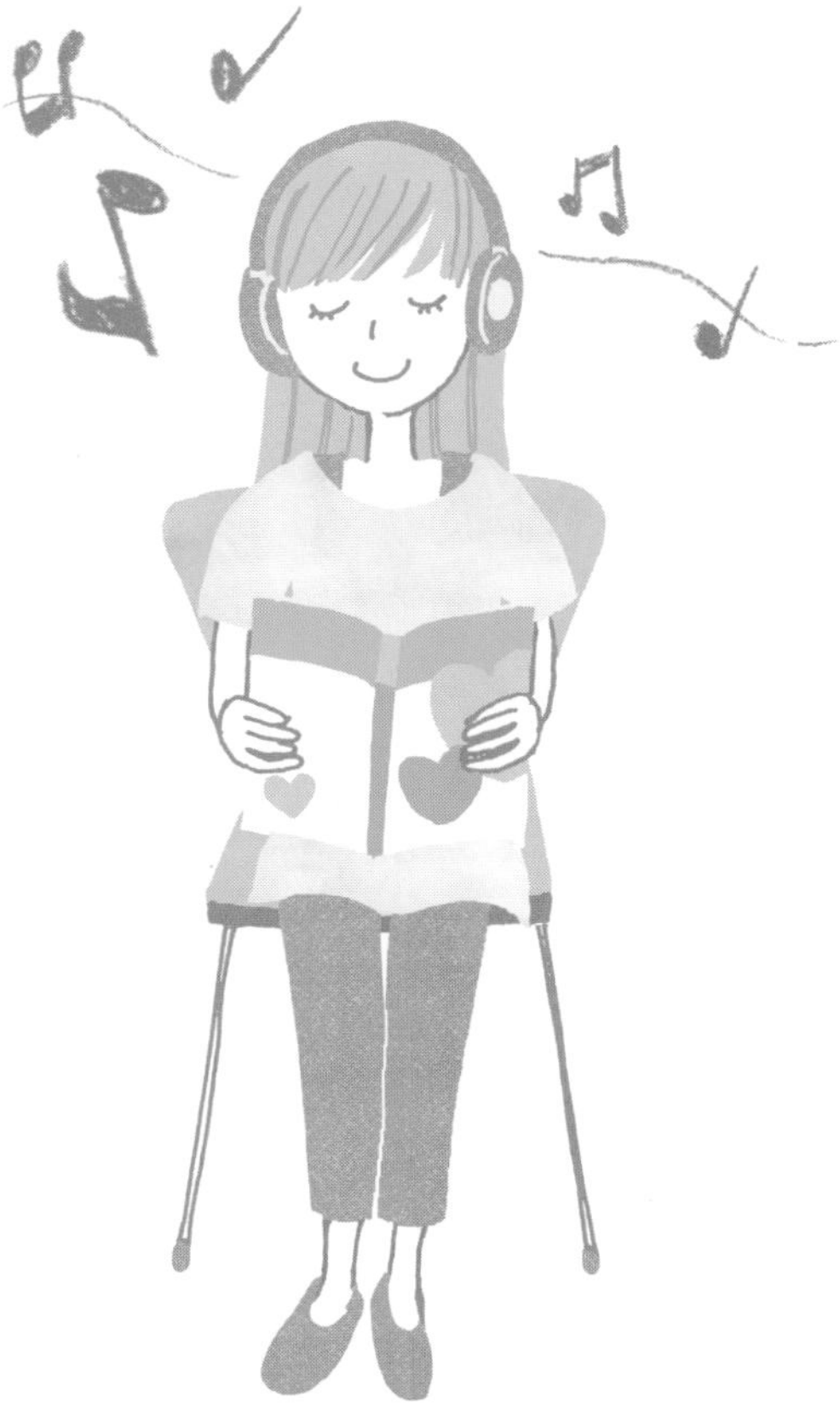

問題なのは、自分の力では乗り越えられないようなストレッサーを長期間受けて、追いつめられ、意欲を失ったり、どうしていいかわからなくなったり、何も感じなくなってしまう状態に陥ることです。押されたボールが、そのままへこみ、元の形に戻れない状態は深刻です。

そのようなストレッサーは、取り除いたり、刺激が軽くなるようにしたり、ストレッサーを浴びる自分の心身の力を高め、ひずんだ時に回復できるような気分転換や対処法を見出しておくことも大切です。

セリエは、ストレッサーを受けてから、心身がそれに適応しようとして生じる反応は「警告反応期」「抵抗期」「消耗期」の３つの時期に分けられると考えました。

「警告反応期」はストレッサーに対し、心身が最初に反応する時期で、体温や血圧、筋肉など体の機能が一次的に低下する「ショック期」とからだがストレッサーに対して立ち向かおうとし、身体が活発に働き始める「抗ショック期」の段階に分けられます。

「抵抗期」は、ストレッサーに対し、抵抗力が最大限になっている時期、「消耗期（または疲弊期）」は抵抗に心身の機能が疲れ、様々な障害が現れ、ストレッサーに過剰に反応したり、逆に反応が起こらなくなったりする時期です。

以上のように、様々なストレッサーに対するからだの反応には時期・段階があり、ストレスに陥っている場合、どの時期にあるのかによって対応も変わってきます。

セリエ博士の時代から現代まで、多くの研究者がストレスについて様々な検討を重ね、ストレスに関する学説、理論は発展を遂げました。

キャノンは、ストレッサーに対し、まず反応するのは内分泌系と神経系だとして、このすばやい反応をストレッサーに適応しようとする反応と捉えました[10]。この反応の仕組みは、下図のようなものです。

　からだは、ストレッサーを感知すると、視床下部から副腎皮質刺激ホルモン放出ホルモンが出て、下垂体前葉から副腎皮質刺激ホルモンが分泌され、副腎皮質からはストレスホルモンの1つ糖質コルチコイドが分泌されます。神経

ストレスと心身の不調の関係

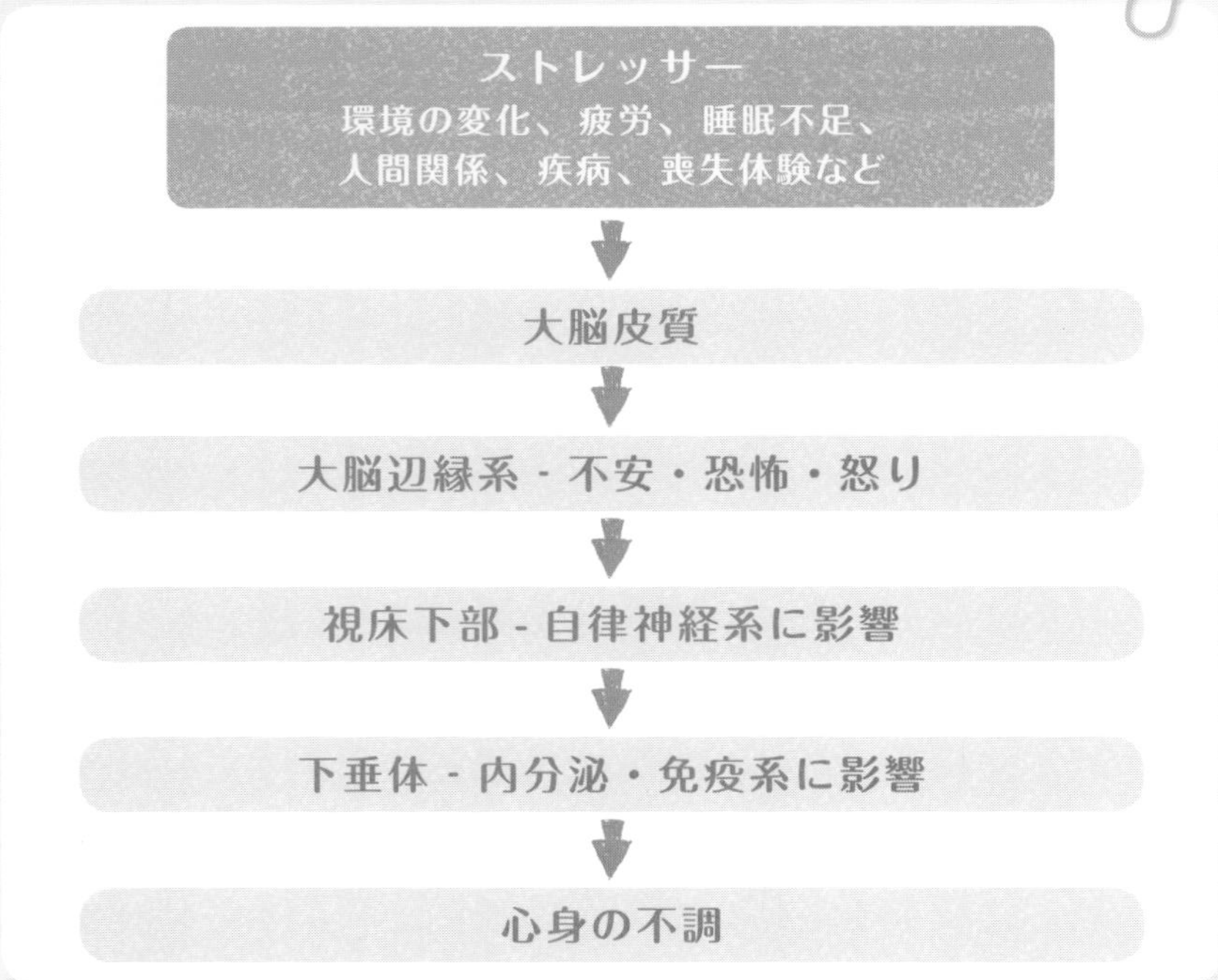

系では、まず交感神経が優位になって、副腎髄質の働きが促進され、副腎髄質ホルモン（カテコールアミン）が血中に分泌されます。カテコールアミンのうち、90％はアドレナリンで、10％がノルアドレナリンです。

このようにして、からだはストレッサーに対抗しようとしていると考えられました。

「触れるケア」をストレス理論の見方から捉えると、誰かの手からある人のからだに向けられた肌から伝えられる刺激＝ストレッサーということになります。

けれど、先に述べた良い方向に働きかける心地よい刺激としての「触れるケア」ならば、からだを緊張から解放し、ストレッサーから回復する力を高めるように働くと考えられます。

心地よい刺激としての「触れるケア」を実践するには、触れられる側の人の時期と状態に合った適量の刺激を手で生み出すことです。

Message from Horiuchi

「触れるケア」では、どこに、どのように触れるか？が話題の中心になりますが、触れる側の表情も非常に重要です。触れる側が無表情で、声もかけずに行えば、触れられた相手は、自分に注意を払われていない寂しさを感じたり、ケアへの満足度が低くなり、相手にストレスを与えかねません。自分の表情や相手への声かけにも配慮が必要ですね。

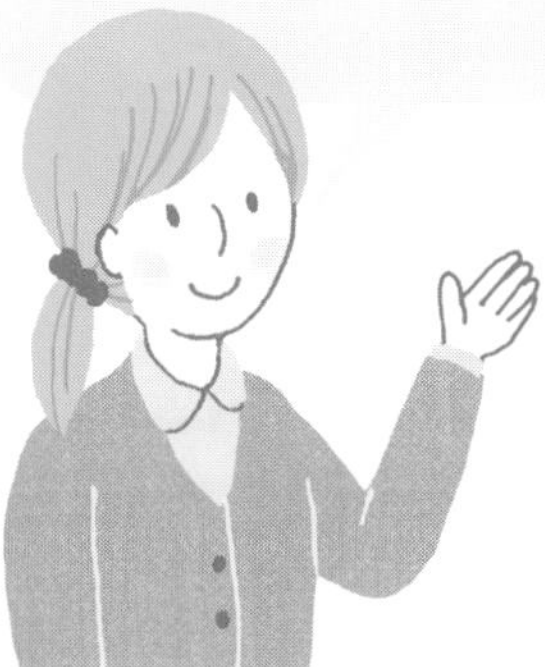

参考文献

(1) R.メルザック、PDウォール：痛みへの挑戦、林治秀訳、誠信書房、1986.

(2) 傳田光洋：皮膚は考える、岩波科学ライブラリー112,p55-68, 岩波書店、1986.

(3) 堀内園子：痴呆老人デイケアにおける関わりの「場」の分析、看護研究、34(5),p31-39, 医学書院、2001.

(4) 堀内園子：聖路加看護大学博士論文、2005.

(5) 堀内園子：認知症ケアの専門性、デイケア看護師による認知症高齢者の「鉱脈を掘り当てる関わり」と「磁場」の形成、日本看護研究学会誌、33(2),p35-47,2010.

(6) 堀内園子：認知症看護入門、ライフサポート社、p16-19,2008.

(7) Johnson & Johnson 小児科学研究所：乳幼児の発達におけるタッチとマッサージ、第12章、日本タッチケア研究会監訳、KerstinUvas-Moberg,p154-167, 医科学出版社、2005.

(8) 山口創：子供の「脳」は肌にある、光文社新書、2008.

(9) ハンス・セリエ：現代社会とストレス、杉 靖三郎、藤井 尚治、田多井 吉之介、竹宮 隆訳、法政大学出版局、1988.

(10) Cannon,W.B.：The Wisdom of the Body,N.Y.,W.Norton,1932.

chapter 3

第3章

「触れるケア」に関わるからだの知識

骨格の構造

成人の骨格は、約２０６個の骨で構成されます。「約」と少し幅を持たせたのは、骨格は多くの硬骨と軟骨が組み合わさり、年齢や人によって骨の癒合状態が異なり、腱や靭帯内にできる骨もあるため、実際にはその数に若干の差が生じるからです。

赤ちゃんの頃は、成長に備え、骨は３５０個程ありますが、成長と共に少しずつ骨が融合し、２０６個に近づいていきます。

全身の骨の重さは、体重の約５分の１です。体重が50キログラムの人の場合なら10キログラムが骨という計算になります。

骨は、骨膜に覆われ、硬くて緻密な「緻密骨」と、小さな細い骨が複雑に組み合わさり網目のようになっている「海綿骨」から構成されます。骨には、骨細胞を養うための血管が巡り、骨膜には神経が分布しています。

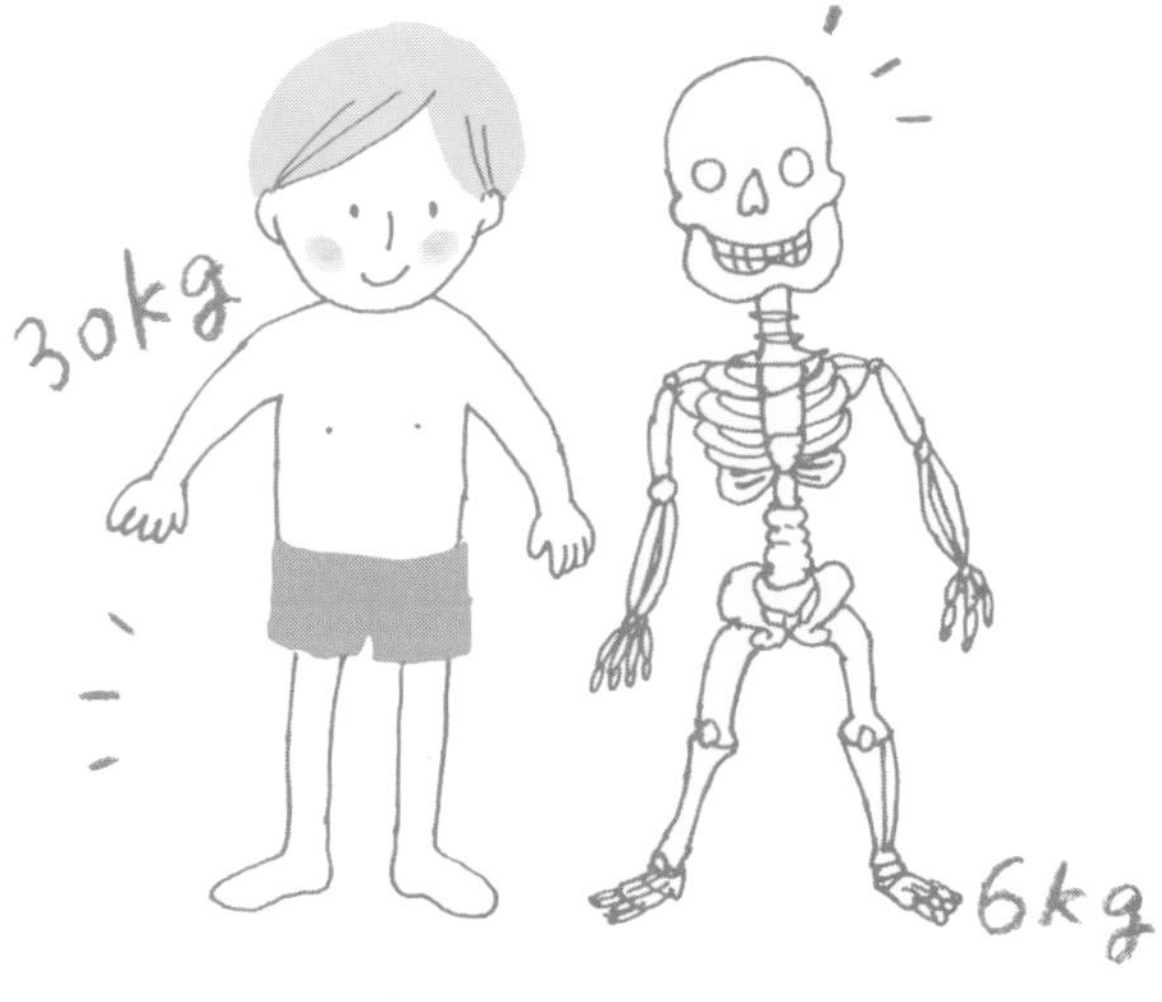

骨の名称

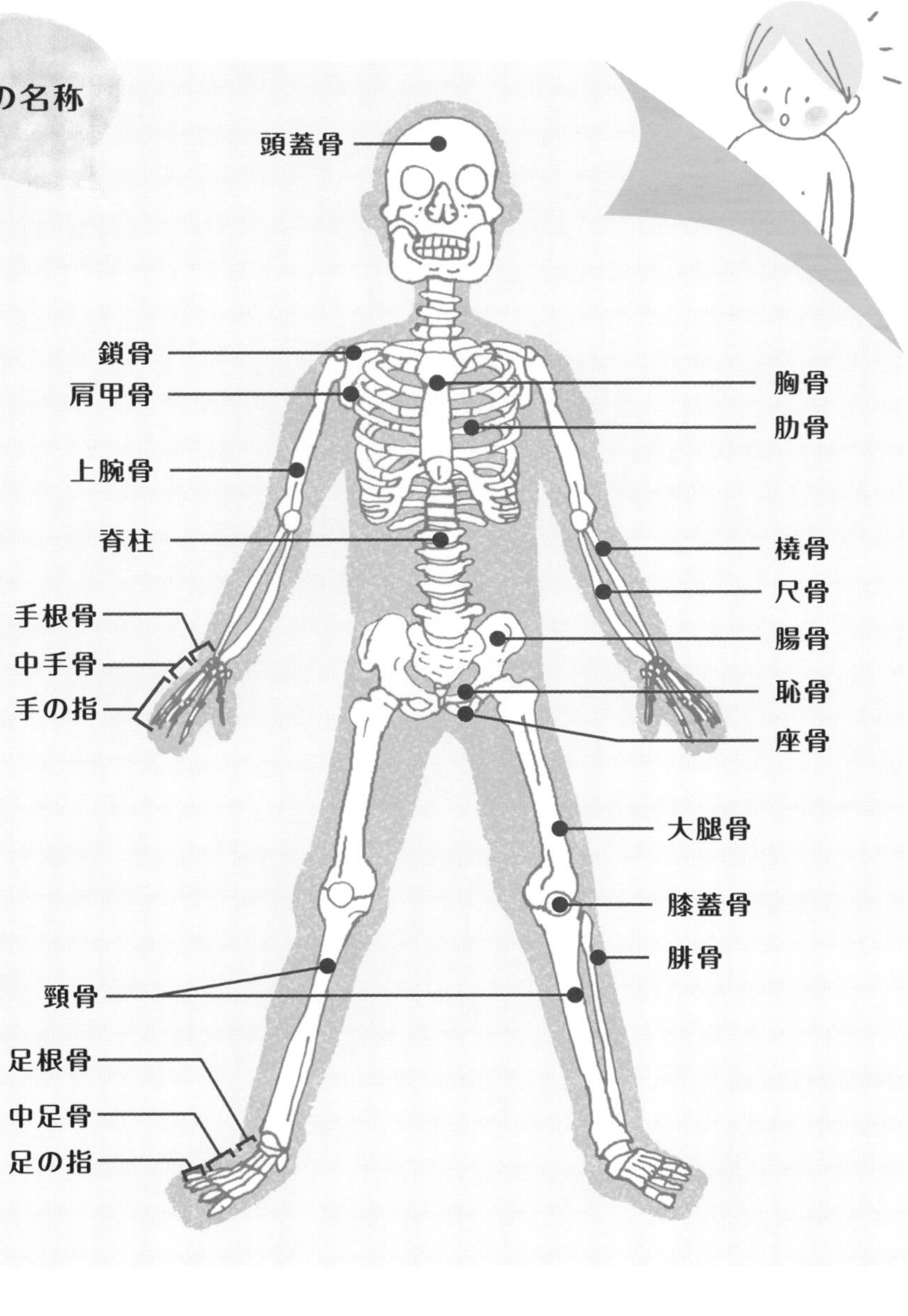
頭蓋骨
鎖骨
肩甲骨
上腕骨
脊柱
手根骨
中手骨
手の指
胸骨
肋骨
橈骨
尺骨
腸骨
恥骨
座骨
大腿骨
膝蓋骨
腓骨
頸骨
足根骨
中足骨
足の指

骨の形

骨は形によって分けることもできます。

腕や足にみられる縦に長い骨（長骨）、手足の甲にみられる立方形、または積み木状の短い骨（短骨）、頭がい骨や肩甲骨のような薄い板状で曲面をなす骨（扁平骨）、上顎骨にみられる空洞のある骨（含気骨）、母指の中手指節関節部や膝蓋骨など腱あるいは腱と癒着している関節包に出現する骨片で、骨化の程度に差がみられる小さな骨（種子骨。※文献によっては短骨の仲間として分類されています）、前頭骨に代表される扁平なのに、少し厚い部分には空洞がみられる混合骨（※含気骨

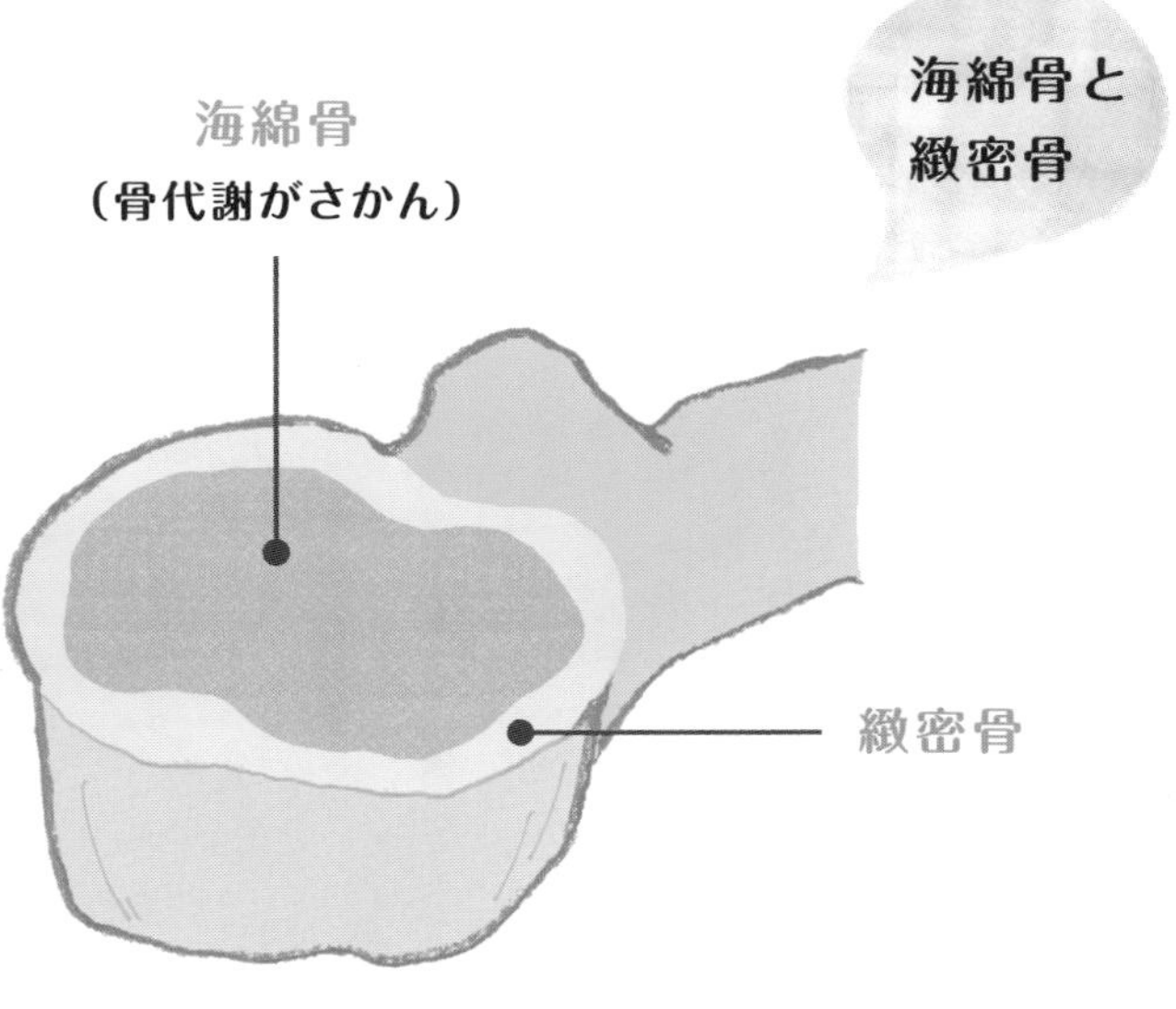

に分類される場合もあります）、脊柱を作る椎骨のように他の骨とは形が異なるような骨（不整骨）です。

それぞれの骨は、緻密骨と海綿骨の割合が微妙に異なります。

例えば、長骨は緻密質が厚く、衝撃に強い構造ですが、背骨は、海綿質の割合が高くなっています。

背骨の形と骨の構成

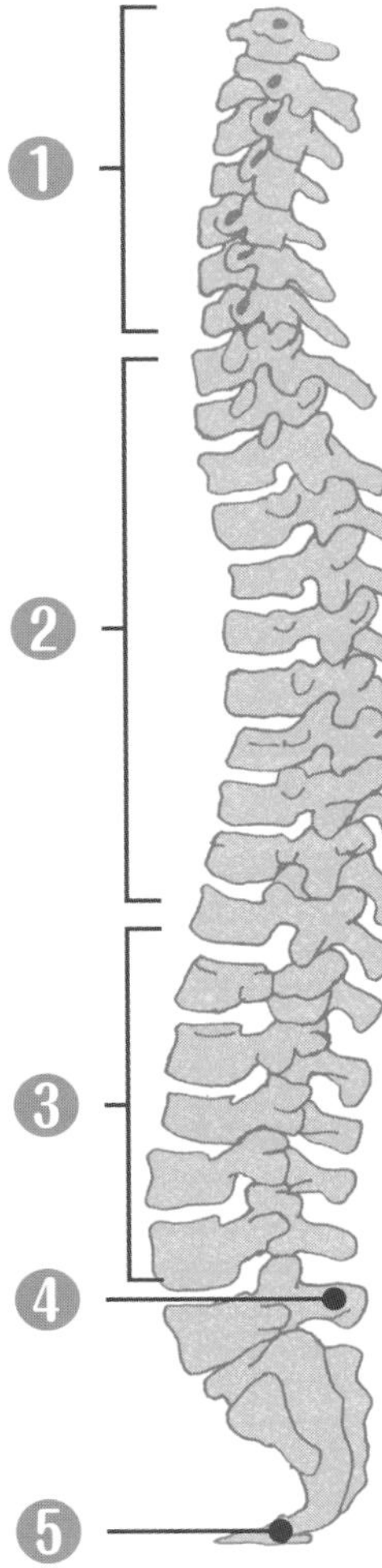

❶頸椎（7個）

第1頸椎は環椎、第2頸椎は軸椎、第7頸椎は隆椎と呼ばれる。

❷胸椎（12個）

肋骨、胸骨とともに胸郭を構成する。

❸腰椎（5個）

ほかの椎骨に比べて大きい。

❹仙椎（5個）

5個の仙椎が成長とともに癒合して1個の仙椎として形成され骨盤の一部をなす。

❺尾椎（3～5個）

脊椎の最下部。胎児では4～5個ある尾椎が癒合して出生児に1個の尾骨が形成される。

骨の働き

骨の働きは左の５つです。

「触れるケア」の対象となる方が「骨の働きが弱っていると言われた」とお話しされる時には、「骨折」の危険性を考えるだけでなく、５つの働きが低下していることを念頭において確認する必要があります。

1 支持（体を支える）
2 保護（脳や心臓など臓器を守る）
3 造血（骨の中央部にある骨髄で血球を造る。成人の場合、造血は全身に骨髄で行われ、体重の４・５％が骨髄）
4 貯蔵（カルシウムを蓄える）
5 運動（骨は、テコのような役割をして腱を介してくっついている骨格筋の運動に役立っている）

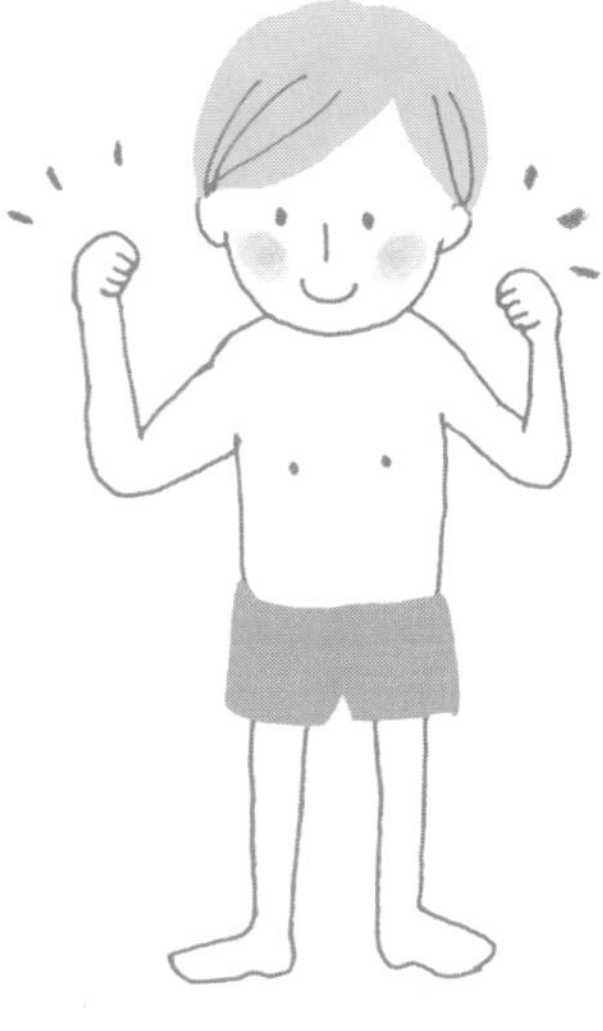

骨の中で行われていること

古い骨を壊し、新しい骨を作る骨の再構築（リモデリング）と呼ばれる代謝が行われています。20代前後の人の場合、1年で20～30％の割合で骨が生まれ変わっています。この生まれ変わりには、骨を生み出す「骨芽細胞」と骨を壊す「破骨細胞」が関わっています。古くなった骨に破骨細胞がくっつき、溶かすようにして壊していきます。その後、骨芽細胞によって、新しい骨が生み出されます。このサイクルは、緻密骨よりも海綿骨で活発に行われています。

そのため、骨代謝の異常は海綿骨への影響としてまず現れます。老化によって、骨代謝が衰えると、海綿骨の占める割合が比較的多い背骨などに変化を及ぼします。

「触れるケア」と骨格

骨格は、人のからだの形を作り出し、支える枠組みで、それぞれの骨が内臓を守っています。

そのため、骨格について知ることは、からだの全体像を把握し、からだの各部位を確認し、内臓の位置がどのあたりにあるかを知る目安となります。

からだの形、姿勢に変化が表れている場合は、骨の変化も疑われます。脊椎を軸にして前後左右のどちらかに傾いているような場合、前傾姿勢を取った時に、後ろからみた背中の高さが左右で異なる場合などです。

特に、骨の量が減り、ふとしたはずみで骨折する骨粗鬆症は、高齢者や、糖尿病を患っている人、過度なダイエット経験のある人、喫煙量の多い人、がんの骨転移のみられる

骨粗鬆症を誘発する薬剤

- グルココチコイド(GC)
- メトトレキサート(MTX) …関節リウマチや白血病に対して投与される薬剤
- 免疫抑制剤（シクロスポリン）
- 抗血液凝固剤（ヘパリン）
- 抗けいれん剤

心地よい「触れるケア」のための骨に関する確認事項

- 姿勢（円背の有無と程度）
- 背部の腰部における痛みの有無と限度
- 身長の変化の自覚(20 代～ 30 代と比較して)
- 家族(親、兄弟、姉妹）の中に骨粗鬆症と診断された人がいますか?
- 服用している薬
  (上記の薬やビタミン D 製剤やカルシウム製剤の服用の有無)
- 転倒や骨折の経験の有無と骨折部位

※特に更年期～老年期にある人の場合には、骨に関する変化が出やすいため、「触れるケア」の前に以下のことを観察し、ご本人に確認するとよいでしょう。

人に現れます。

また、右の表に示す薬を服用している、過去に服用した経験がある人の場合も危険性が高くなります。

相手のからだに触れる時、右の下の表に示す項目や薬について注意を向けることで、相手のからだの状態を知る手掛かりを得ることが出来るでしょう。

筋肉の構造

人の体には６００以上の筋肉があり、わたしたちの体を動かしてくれます。

筋肉は、横紋筋、平滑筋、心筋の３つに分けられます。

横紋筋は、骨格のまわりについていることから、骨格筋とも呼ばれます。この筋肉は自分の意思で収縮や緊張をさせることができる随意筋です。

ほとんどの骨格筋は、骨を引っぱって動かしています。筋肉は引っぱるだけで押すことができません。そのため、２つの筋肉が１組となって手足の曲げ伸ばしなどを行っています。この筋肉は疲労しやすく、繰り返し刺激を受け、収縮を繰り返すと疲労し、筋の興奮が低下することによって収縮がなされなくなります。これによって、乳酸という疲労物質が発生したり、筋肉中のグリコーゲンが不足したり、二酸化炭素が蓄積したりします。

触れるケアに関わる筋肉

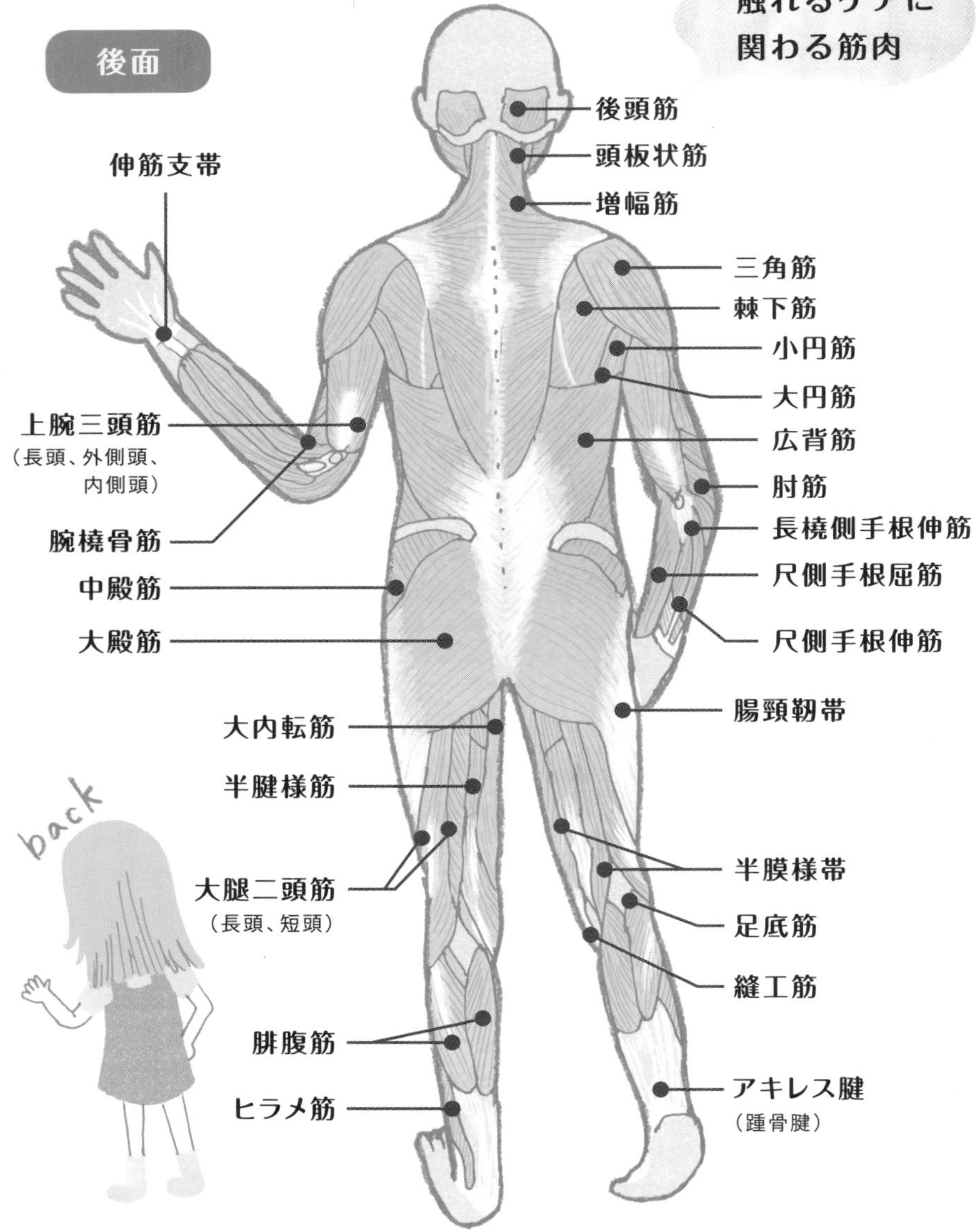

前面

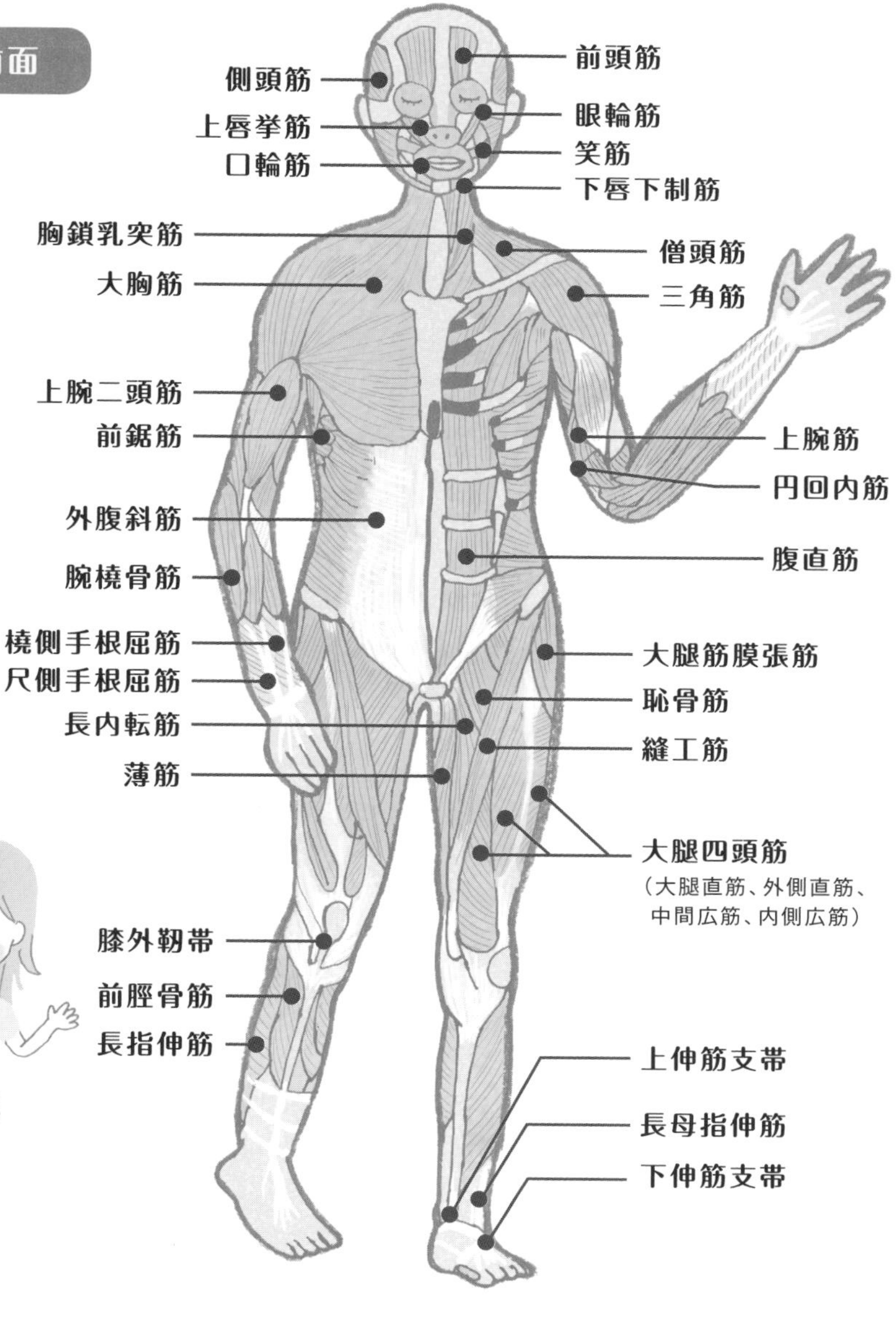
側頭筋
前頭筋
上唇挙筋
眼輪筋
口輪筋
笑筋
下唇下制筋
胸鎖乳突筋
僧頭筋
大胸筋
三角筋
上腕二頭筋
前鋸筋
上腕筋
円回内筋
外腹斜筋
腹直筋
腕橈骨筋
橈側手根屈筋
尺側手根屈筋
大腿筋膜張筋
恥骨筋
長内転筋
縫工筋
薄筋
大腿四頭筋
（大腿直筋、外側直筋、
中間広筋、内側広筋）
膝外靭帯
前脛骨筋
長指伸筋
上伸筋支帯
長母指伸筋
下伸筋支帯

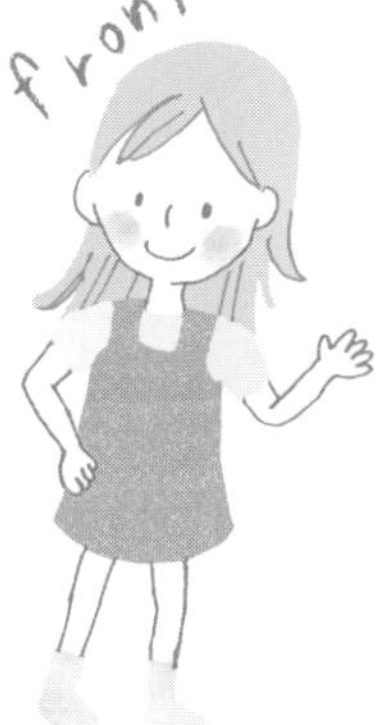
front

　平滑筋は、別名内臓筋と呼ばれ、心臓以外の内臓、血管壁などを構成します。こちらの筋肉は、筋肉は自分の意思で、動かしたり、止めたりできないので不随意筋に分類されます。自律神経やホルモンによってコントロールされ、骨格筋に比べ、疲労しにくいという性質があります。

　心筋は、心臓を構成する筋肉です。心筋には横紋がありますが、不随意筋で、強い収縮力と持久力を兼ね備えた筋肉です。

　誰かのからだに触れた時に、最も直接的に刺激するのは横紋筋（骨格筋）ということになります。横紋筋の働きは、

筋肉の働き、動きのイメージ図

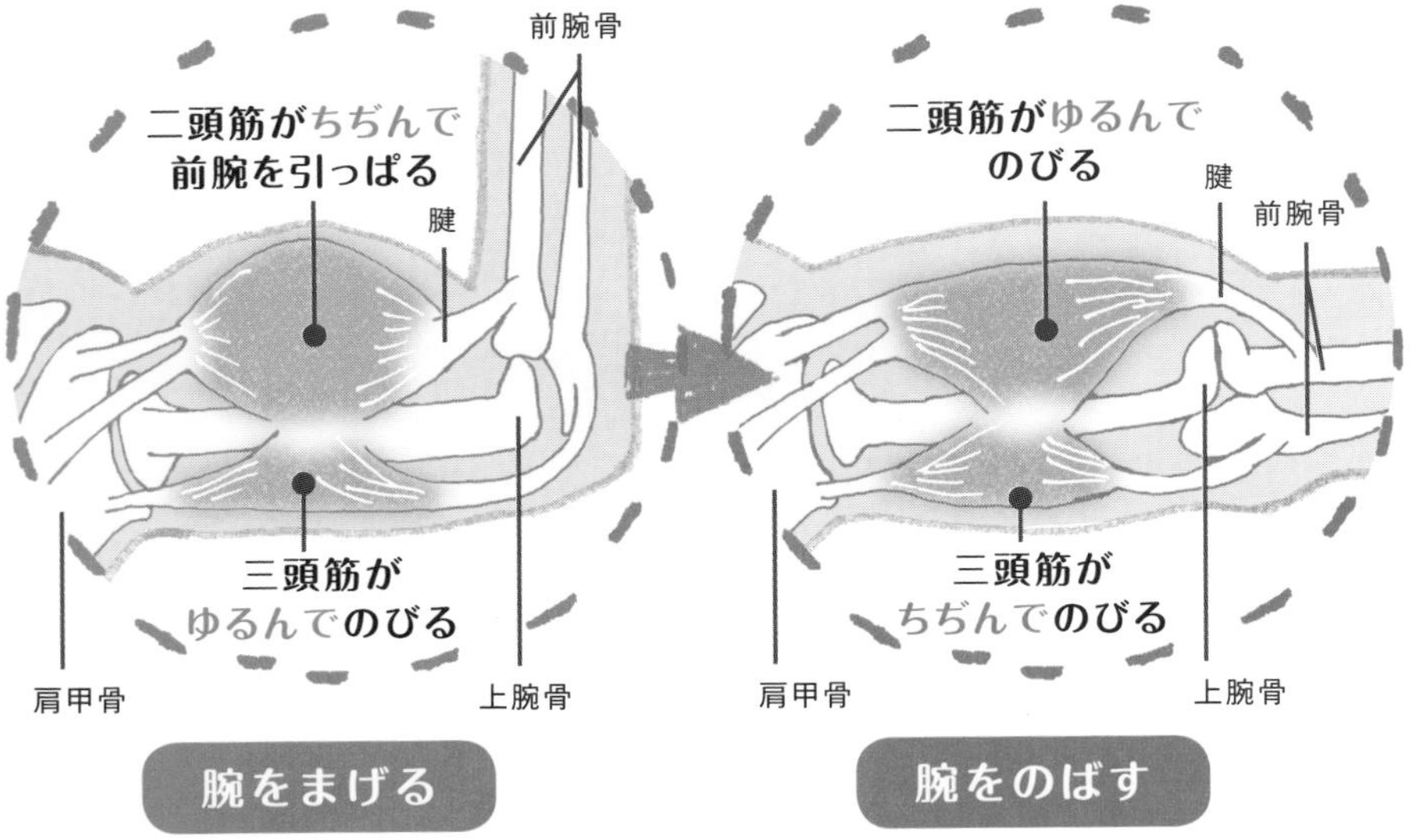

運動、姿勢の保持、体温保持（熱産生）を行っています。

「触れるケア」と筋肉への作用

トレーニングを積み、気持ちを集中してからだに触れると筋肉の緊張の程度を感じ取ることができます。

触れる刺激によって、一時的に筋肉が収縮し、緊張することもあります。

刺激にどのくらい敏感になっているかを知ることもできますし、常時筋肉が硬くこわばっている場合、日常的に心身に負担がかかっていたり、活動と休息のリズムが合っていないことも考えられます。

もしかしたら、筋力が弱り、自分で力を入れようとしてもうまく力が入らない人もいるかもしれません。筋肉の緊張を知る方法はいくつかありますが、触れることで一番早く情報を得られるのは、その人のからだにふれた時に、左右の差に注目してみることです。

また、手を触れながら、相手に、自分の意思で筋肉を緊張させたり、緩めてもらうことで、筋肉と脳・神経系の連絡がスムーズなのかを知ることもできます。

疲労や睡眠不足、体への負荷が現れる部位なので、触れる前、触れた時、触れた後に痛みの確認や、最近の生活スタイルなどについて話し合うことで、からだが発するメッセージをより的確に捉える手助けとなります。

関節の構造

骨と骨をつなぐ部分です。関節の多くは、2つの骨のすき間が薄い膜に覆われていて、膜からは液体が分泌されています。この膜によって軟骨は保護され、からだを動かした時に生じる摩擦を和らげられます。骨と骨の連結部全体は、さらに関節包と呼ばれる繊維状の組織に包まれ、腱やじん帯によっても補強されています。

関節は1日に約10万回動かされている部位なので、関節の負担を和らげるようになっているようです。

関節の中でも肩や股関節は、球窩構造になっていて、片方の骨の丸い先端が、もう一方の骨のくぼみに合うようになっています。この構造により、関節では大きな動きをすることが可能になります。一般的に関節というと、この動かせる関節(可動関節)を指しますが、頭蓋骨の縫合や寛骨などはまったく動くことがなく、不動関節とよばれます。

「触れるケア」と関節への作用

関節は、人のからだの動きに関わっています。何か異常があると、からだの動きや痛み、形の変化によってサインを出す場所なので、関節にいきなり触れる前に、よく観察

可動関節の分類

	関節名		関節部位の例		特徴
一軸性	蝶番関節	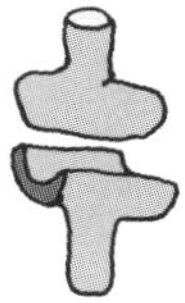	腕尺関節	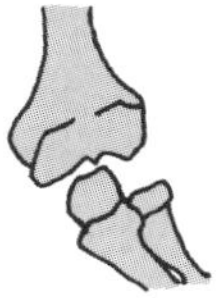	一方向にしか曲がらない
	車軸関節	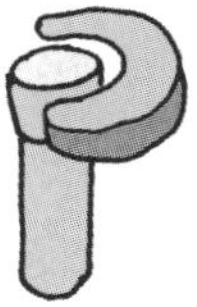	上橈尺関節	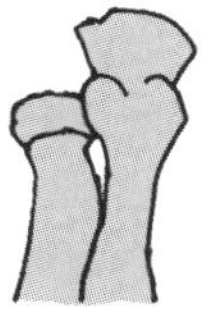	円柱形で回転運動が可能
二軸性	楕円関節	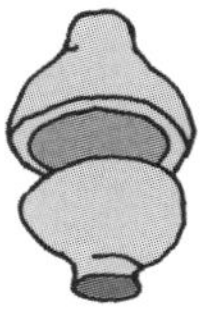	橈骨手根関節	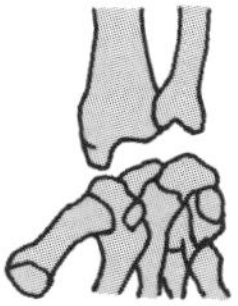	関節面が楕円の一部を構成
	鞍関節	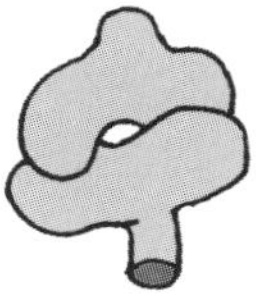	母指の手根中手関節	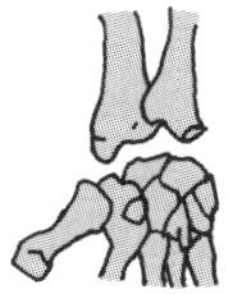	馬の鞍（くら）のような形
多軸性	球関節	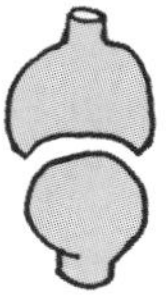	肩関節	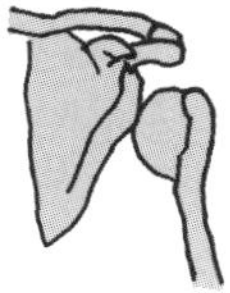	もっとも可動範囲が広く脱臼しやすい
	臼状関節	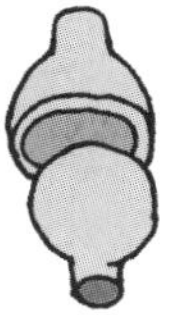	股関節	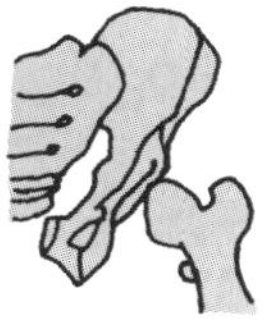	球関節よりは運動は制限されるが自由に動く

することが大切です。

観察のポイントは、骨と少し重複しますが、次のような点です。

1 姿勢
左右のバランスがとれているだろうか？円背の有無や脚の内反（O脚）外反（X脚）の有無

2 からだの動きの滑らかさと関節可動域
歩いている時や、椅子に腰かけたり、腕を伸ばしたり、曲げたりする動作への支障の有無

3 痛みの有無
からだを動かすときに顔をしかめたり、痛みを感じている様子がみられないか

4 腫脹や変形、拘縮の有無
手指の関節部分が腫れたり、関節やその周辺の形が変わったり、一定の形のまま動かないことはないか。以前していた指輪が抜けない（あるいは関節部分が入らないなど）がないか。

5 脱臼や骨折の経験の有無
脱臼したことのある人は、その時期。

関節のみに触れるということは、あまりないかもしれません。

ただ、これらの項目について確認をすることで、その人が自分でも気付かなかった関節の変化を早い段階で捉えることができるかもしれません。

特に、年齢を重ねると共に、膝関節、股関節、指先の関節（遠位指節関節）に痛みや腫れを感じる人が増えてきます。骨折やひどい捻挫、また極端な使いすぎなどの場合は、肩関節、肘関節、足関節に変化を感じるひともいます。

触れる前の確認と、触れた時に、熱感や痛みがみられないかをみることが大切です。

Message from Horiuchi

関節は、デリケートな部分です。関節付近に触れる時には、必ず力を抜くようにします。ぐいぐいと圧をかけて押したり、揉みほぐすことは避けます。

手首など関節周囲は、親指の腹でゆっくり円を描くようにしながら優しく動かします。

この動きは、脊柱（背骨）に沿った部位を行う時も同様です。

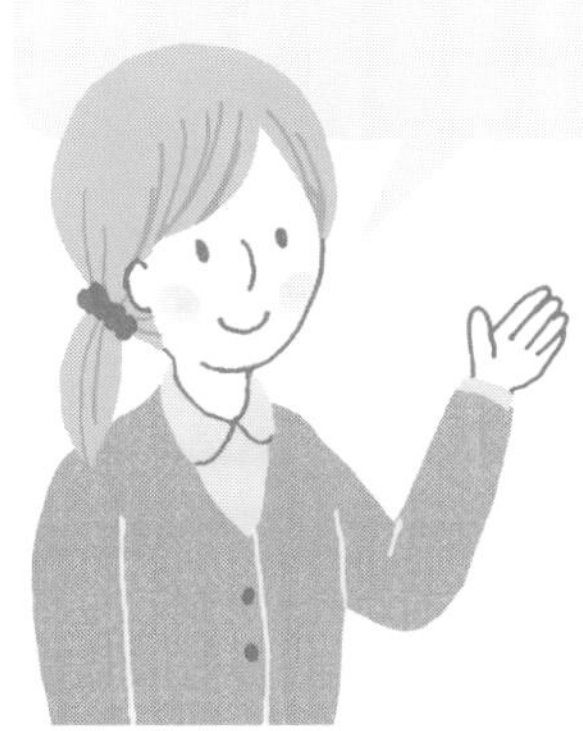

皮膚の構造

成人のからだ全体の皮膚を広げるとタタミ一畳分ほどの面積になります。重さだと約３～４キログラムになります。人の脳の重さは約１・２～１・４キログラムですから、皮膚は人体最大の臓器といえます。

皮膚は、図のように大きく分けて、外側から表皮、真皮、皮下組織の３つに分けられます。表皮では、新しい細胞が古い細胞を表面に押し上げるようにして常に新陳代謝（ターンオーバー）を繰り返しています。

皮膚の断面図

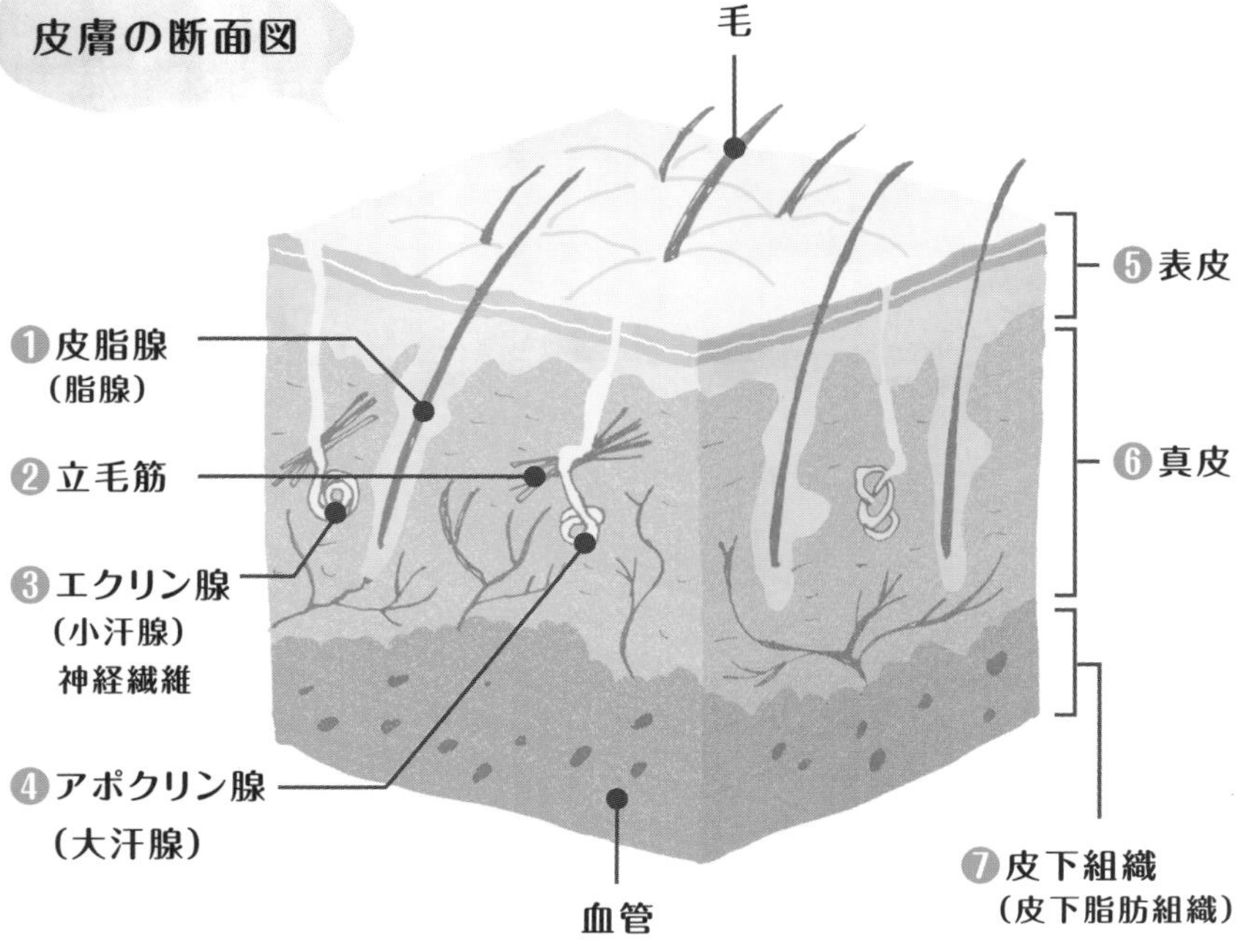

皮膚の働き

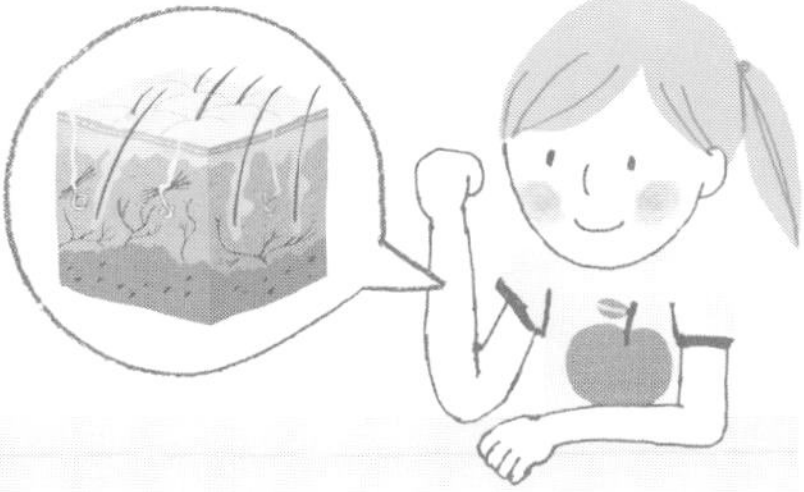

❶皮脂腺（脂腺）

脂肪や蛋白質を分泌する。脂腺は毛包に接し、皮脂をこの中に分泌する。脂腺は思春期になって発育し、働きもさかんになるが、老化に伴い皮脂分泌が減少し、皮膚が乾燥しやすくなる。皮脂の分泌は男性ホルモンによって促進、女性ホルモンによって抑制される。

❷立毛筋

皮膚の毛包から真皮へ斜めに走る平滑筋で交感神経の支配を受ける。寒さなどの刺激によって収縮すると毛が立ち、鳥肌となる。

❸エクリン腺（小汗腺）神経繊維

全身に分布し、汗を分泌する。日本人で200万～500万個あるといわれる。180万～280万個が常時働いて、発汗により体熱の放散を行う。

❹アポクリン腺（大汗腺）

脇の下、乳首、下腹部、肛門の周囲などにあり、思春期以後に発達する。内分泌系とのかかわりが強く、分泌物は体臭のもとになる。

❺表皮

厚さは、手掌で約0.7～1mm、足の裏で約1.3～2mm、その他の部分は0.1～0.5mmほど。角層、透明層、顆粒（かりゅう）層、有棘（ゆうきょく）層、基底層の5つに区分され、透明層は手掌（しゅしょう）と足底（そくてい）のみにある。表皮細胞の最終の目的は、角質細胞がもっているケラチンをつくるため、表皮細胞はケラチン細胞とも呼ばれる。

❻真皮

線維と基質から成り立つ、表皮の下にある結合組織。で表皮の10～15倍もの厚さがあり、皮膚の大部分を占める。真皮の重さの60～80%は水分。排泄や体温調節、皮膚の弾力性や潤い保持を行う。

❼皮下組織（皮下脂肪組織）

真皮の下にある組織。その大部分は皮下脂肪（脂肪細胞）でできている。脂肪細胞には白色脂肪細胞と、褐色脂肪細胞があり、外からの衝撃を和らげて体の内部を守り、体温を保つための断熱材のような働きをしている。

表皮

厚さはほんの0・1〜0・3ミリ程度。表皮細胞（ケラチノサイト）、メラニンを作る色素細胞（メラノサイト）、アレルギーに関係するランゲルハンス細胞の3つの細胞がぎっしり詰まっています。

真皮

厚さは約2〜3ミリ程度で表皮の約10倍の厚みがある。コラーゲン（鉄骨のように組織の形を保つ線維）と、エラスチン（ゴムのように弾性を与える線維）とでできています。その隙間を水分をたっぷりと含んだヒアルロン酸などのムコ多糖類が埋めて、肌の張りや弾力を与えています。

皮下組織

体を守るクッションや体温を維持する役目を果たしています。皮下脂肪もここに含まれています。

皮膚の働き

皮膚の働きとして次のものが挙げられます。

1 保護作用・バリア機能

皮膚が外界との境界線となって、内臓を守り、有害な物質や細菌の侵入と繁殖を防いでいます。水分の蒸発を防ぎ、人体を守っています。日光の刺激はメラニン色素が吸収して体内への影響を抑えます。

また、外部からの刺激物を取り込まないようになっています。表面は弱酸性で内部の細胞は弱アルカリ性で、電位を発生させ、浸透するのを防御しています（防御帯作用）。

2 分泌・排泄作用

皮膚は汗腺から汗を、脂腺から皮脂を分泌しています。皮脂膜は皮膚にうるおいを与え、皮膚の pH を保っています。皮脂や汗の中には、異物や体の中の老廃物が含まれ、排泄もしています。

3

吸収作用

皮膚からの吸収は毛孔を通り、毛包や皮脂腺から真皮に吸収されます。通常、皮膚は表面の皮脂膜によって普通の水分や異物が吸収されにくくなっています。ただ、湿布薬などの成分や分子量の非常に小さいものは吸収されます。

4

体温調節作用

暑くなると血液循環が促進され、発汗しやすくなります。この汗が乾くとき、体から気化熱を奪い体温を下げるのです。逆に寒いときは、起毛筋を縮めて皮膚の表面積を小さくし、血管も収縮して体温の放散を防ぎます。

5

呼吸作用

皮膚呼吸は肺呼吸の200分の1から180分の1の呼吸を行っています。日ごろはあまり意識されませんが、やけどを負ったり、皮膚に適さない薬剤などでボディペインティングなどを行うと、この呼吸が妨げられてしまいます。

6

知覚作用

外からの刺激を受け取り、熱い、冷たい、痛いなどの感覚を感じます。触れられた皮膚への圧も浅いか深いかを感じ取ります。これらを知覚作用といいます。

7 抗体産生

異物が身体に入ると、身体は対抗する物質を作ります。これを抗体といいますが、皮膚には抗体を作る作用も持っています。

8 ビタミンＤ形成

紫外線にあたると、皮膚の中でビタミンＤが作られます。ビタミンＤは骨にカルシウムを吸収させる作用があるため、この作用が低下すると、骨粗鬆症を誘発します。

皮膚の色

皮膚の色は、主に次の３つの要因で決まっています。

1 表皮のメラニン色素の種類（黄色、赤褐色、黒色）と量

2 角質層や皮下組織のカロチン色素の量

3 真皮の血管に流れている赤血球のヘモグロビンの酸素飽和度

爪の構造

表皮が角化したもので、やはり皮膚と同様、健康状態を表します。

手の爪は、１日約０・１ｍｍ、１カ月に約３ｍｍ、足の爪は、１日約０・０１ｍｍ、１カ月に約０・３ｍｍ伸びます。

爪は、指先を保護し、指を動かす時の支えとなっています。物をつかんだり、つま先に力を入れるためには爪の存在が必要不可欠です。爪のおかげで、細かな作業ができます。

健康な爪は、ピンク色でしっかりとした球状です。また、加齢と共に縦に溝がみられる場合もありますが、横に原則として横に溝は入りません。爪の変形や、肥厚、色の変化は健康状態が揺らいでいるサインでもあります。

「触れるケア」と皮膚への作用

皮膚は健康状態を映す鏡といわれます。皮膚から、わたしたちは様々なことを知ることが出来ます。

この本は「触れるケア」の本ですが、皮膚の状態によっては、触れることを避けた方が良い場合、避けなければならない状態があります。

まず、皮膚になんらかの外傷が見られたり、痛みがある場合、処置以外の目的でその部位に触れることは避けます。発疹や腫れものがある場合も同様です。静脈が怒張している部位も安易に触れることは避けます。

触れる前によく見ること。

これを怠ると、からだが発しているメッセージを受け取り損なってしまいます。

皮膚は刺激をキャッチするセンサーでもあります。真皮にある触覚、圧覚、痛覚、冷覚、温覚の5つの感覚受容器があり、分布場所は真皮の中でも異なっています。触覚や圧覚の感覚点は、指先や顔面に多く、上腕、下腿、体幹には少ないという特徴があります。

皮膚の様子をよく観察し、触れる部位によって手の置き方、圧

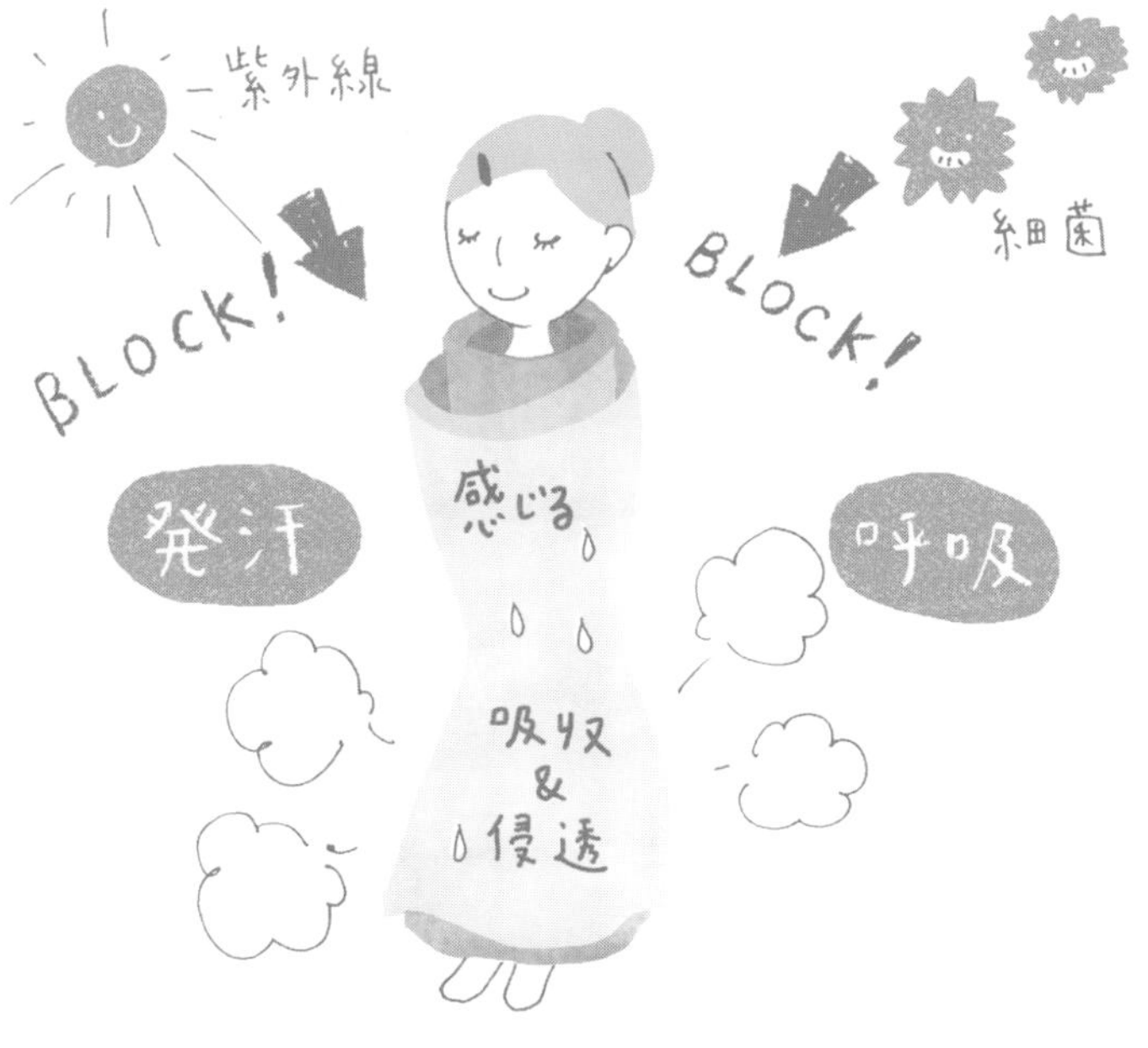

のかけ方を工夫し、触れる側が相手の体に刺激を送る自分の手の温度をはじめとした状態（乾燥していないか、爪が伸びていないかなど）についても注意を払うことが重要です。

触れるケアの前、中、後に注意したい皮膚の状態

1 色・光沢
2 性状（乾燥肌、油性肌、保湿肌）
3 発疹や発赤、腫瘤、ニキビや吹き出物の有無
4 左右差の有無と程度
5 浮腫の有無と程度
6 触れた時の皮膚の感触・温度
7 発汗の有無と程度
8 痛みや掻痒感の有無と程度

脳・神経系の構造

人の脳は、右脳と左脳という一対の大脳半球、脳幹、小脳から成り立っています。

脳は頭がい骨と共に、硬膜、クモ膜、軟膜によって守られています。クモ膜と軟膜の間を満たしている髄液も脳のガードに当たっています。

脳は、血流の約20パーセントを消費します。心臓から1分間に5リットルの血液が押し出されている場合なら、脳は毎分1リットル使っている計算になります。脳は、

血液によって運ばれる酸素やブドウ糖が大好物なので、血流が悪くなると途端に元気を失ってしまいます。

大脳の神経細胞は、およそ１４０億個あり、１日に10万個ずつ壊れているといわれています。

近年、小脳という運動や平衡感覚を主に担当していると考えられる脳が、重さは大脳の10分の１しかないのに、神経細胞の数は１千億個以上もあることがわかり、運動だけでなく、記憶や認識、思考などに関わっていることもわかっています。

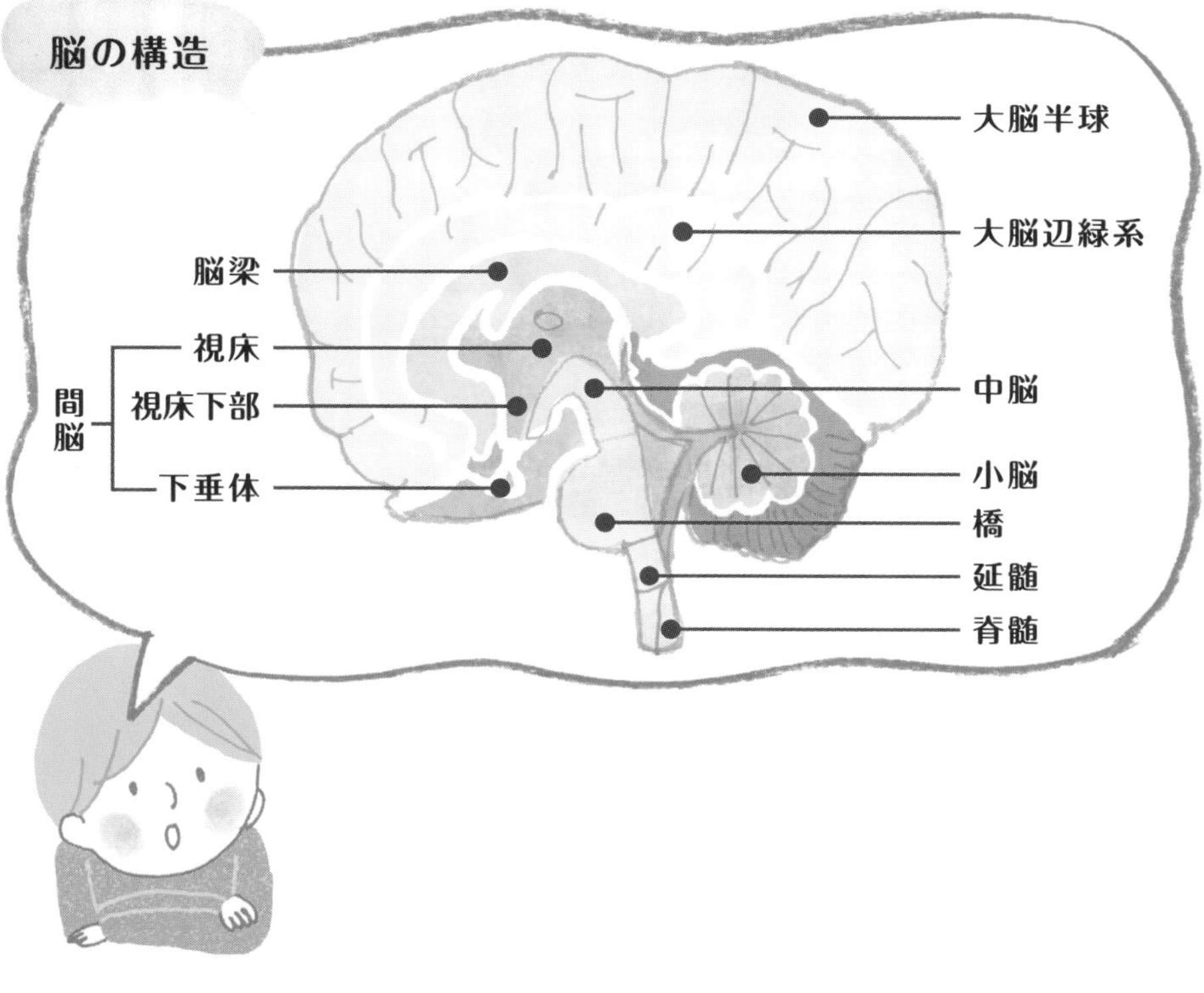

神経系の分類

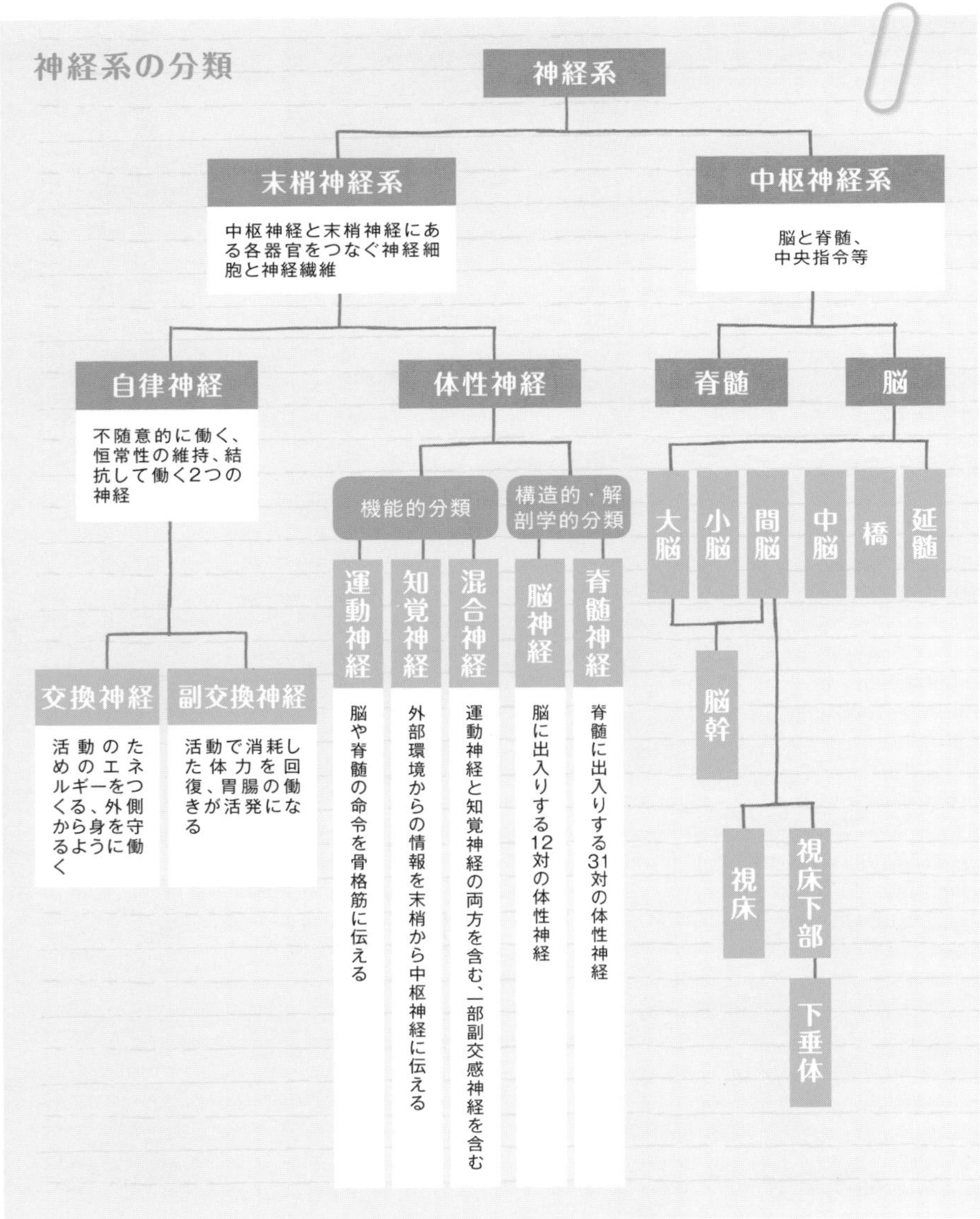
神経系
末梢神経系
中枢神経と末梢神経にある各器官をつなぐ神経細胞と神経繊維
中枢神経系
脳と脊髄、
中央指令等
自律神経
不随意的に働く、恒常性の維持、結抗して働く2つの神経
体性神経
脊髄
脳
機能的分類
構造的・解剖学的分類
大脳
小脳
間脳
中脳
橋
延髄
運動神経
知覚神経
混合神経
脳神経
脊髄神経
交換神経
活動のためのエネルギーをつくる、外側から身を守るように働く
副交換神経
活動で消耗した体力を回復、胃腸の働きが活発になる
脳や脊髄の命令を骨格筋に伝える
外部環境からの情報を末梢から中枢神経に伝える
運動神経と知覚神経の両方を含む、一部副交感神経を含む
脳に出入りする12対の体性神経
脊髄に出入りする31対の体性神経
脳幹
視床
視床下部
下垂体

脳は、記憶や感情、運動に関わります。脳がダメージを受けると、「考える、感じる、動く」ことに障害が出ます。耳や目そのものの機能に問題がなくとも、脳の働きがうまくいかないと、ものの見え方、耳の聞こえが悪くなることがあります。

最近、ブームの脳トレというと、脳の「考える」側面の働きに注意が向けられていますが、「感じる・動く」これらの要素も脳のトレーニングには必要といえます。

神経系は、脳内、脳と外界の情報伝達、連絡係をする他、様々なからだの器官の働きや連携に役立っています。

構造から区分すると、「中枢神経系」と「末梢神経系」に分けられます。

中枢神経は、髄液に満たされた硬膜に包まれ、神経系の統合、指令本部として働いています。

刺激を受けると、その刺激を整理・解釈し、過去の経験と現在の状況を照らし合わせ、反応を決定します。

末梢神経系は、硬膜から外へ伸びている末梢神経の部分をさし、頭部を走る末梢神経を脳神経と呼ばれます。嗅神経、視神経、動眼神経、滑車神経、三叉神経、外転神経、顔面神経、内耳神経、舌咽神経、迷走神経、副神経、舌下神経の12種類あります。

末梢神経はからだ中を巡り、知覚神経(感覚神経)と運動神経に分かれます。

知覚神経の端末部分は皮膚表面にあり、温冷覚、痛覚などを大脳に伝えます。

運動神経の末端部は筋肉中にあります。大脳からの指令を受け取り、筋肉を収縮させますが、時には、熱いものや、違和感を感じるものに触れた場合、とっさに手を引っ込めるような動作で、それが反射です。

人は危険から身を守るために、脳で判断せず、脊髄からすぐに指令がいくこともあります。

臓器、血管、腺などの不随意な運動を担当しているのは、自律神経系です。

自律神経系は交感神経と副交感神経の２つに分かれます。

自律神経は、からだの各器官の調整を行い、ホメオスタシスの維持に貢献します。

呼吸の速さや深さ、リンパ系の調節、消化器系の活動、排尿や腎血流量、心拍数と血圧、皮膚の血流と汗腺、骨の神経支配などです。

自律神経は、物理的な刺激にのみ反応するわけではありません。精神的な刺激に対しても働きます。たとえば強い恐怖を感じたとき、興奮したとき、はげしい怒りを感じたとき、緊張したとき、悩みや不安をかかえているときなども、それらに反応して交感神経が働きます。交感神経が働くと、瞳孔は拡大し、心臓の拍動、呼吸は速くなり、血管は収縮して血圧を上げます。

副交感神経は、体を緊張から解きほぐし、休息させるように働く神経です。副交感神経が優位になると、瞳孔は収縮し、脈拍はゆっくりとなり、血圧は下降して、体も心も夜の眠りにふさわしい状態になります。

状況に応じてこの２つの神経がバランスよく働くことで、からだを環境にうまく適応させることができます。

郵便はがき

料金受取人払郵便

小石川局承認

7624

差出有効期間
2025年4月
20日まで

(このはがきは、
切手をはらずに
ご投函ください)

112-8790

065

(受取人)
東京都文京区
小石川二丁目三−二三

照林社
書籍編集部行

□□□-□□□□　TEL　　　−　　　−

都道府県　　　　市区郡

(フリガナ)

お名前　　　　　　　　　　　　　　　　年齢

あなたは　1.学生　2.看護師・准看護師　3.看護教員　4.その他

学生の方　1.大学　2.短大　3.専門学校　4.高等学校　5.その他(
1.レギュラーコース　2.進学コース　3.准看護師学校

臨床の方　病棟名(　　　　　)病棟　役職　1.師長　2.主任　3.その他(
1.大学病院　2.国公立病院　3.公的病院(日赤、済生会など)　4.民間病院(医療法人など)　5.その他(

看護教員の方　担当科目　1.総論　2.成人　3.小児　4.母性　5.その他(

その他の所属の方　1.保健所　2.健康管理室　3.老人施設　4.その他(

今後、出版物(雑誌・書籍等)のご案内、企画に関するアンケート、セミナー等のご案内を希望される方はE-mail アドレスをご記入ください。

E-mail

ご記入いただいた情報は厳重に管理し、第三者に提供することはございません。

『触れるケア』

愛読者アンケート

(800106)

★ご愛読ありがとうございました。今後の出版物の参考にさせていただきますので、アンケートにご協力ください。

●本書を何でお知りになりましたか？（いくつでも）

1.書店で実物を見て　2.病院・学校から紹介されて
3.友人・知人に紹介されて　4.書店店員に紹介されて　5.チラシを見て
6.エキスパートナース・プチナースの広告を見て　7.SNSで
8.インターネットで調べて　9.その他（　　　　　　　　　　　　）

●本書はどのようにして購入されましたか？

1.書店で　2.インターネット書店で　3.関連の講演会等で
4.学会等の展示販売で　5.その他（　　　　　　　　　　　　）

●本書を購入いただいた動機は下記のどれですか？（いくつでも）

1.タイトルを見て　2.表紙に惹かれて　3.目次を見て　4.執筆者を見て
5.内容を試し読みして　6.その他（　　　　　　　　　　　　）

●本書をごらんになったご意見・ご感想をなんでもお聞かせください。

●あなたが欲しいと思う本の内容・テーマを教えてください。

ご回答ありがとうございました。ご記入いただいた内容は個人が特定されない範囲で書籍の広告宣伝等に使用させていただくことがございます。

交感神経と副交感神経の働き

	器官	交感神経の作用	副交感神経の作用
呼吸器	気道（気管支）	拡張	収縮
循環器	血圧	上昇	下降
	心拍	促進	抑制
	末梢血管	収縮	拡張
消化器	唾液（だえき）腺	少量の濃い分泌液	多量の薄い分泌液
	消化液分泌（胃・腸・膵液）	減少	増加
	消化管運動	抑制	促進
	肝臓	グリコーゲン分解（血糖上昇）	グリコーゲン合成（血糖低下）
	内肛門括約筋	収縮	弛緩（しかん）
その他	瞳孔（どうこう）	散大	縮小
	甲状腺分泌	促進	抑制
	膀胱（ぼうこう）	弛緩（蓄尿）	収縮（排尿）
	皮膚（立毛筋）	収縮（鳥肌が立つ）	—
	汗腺	分泌活動活性化	—

体表面における感覚神経（知覚神経）の分布

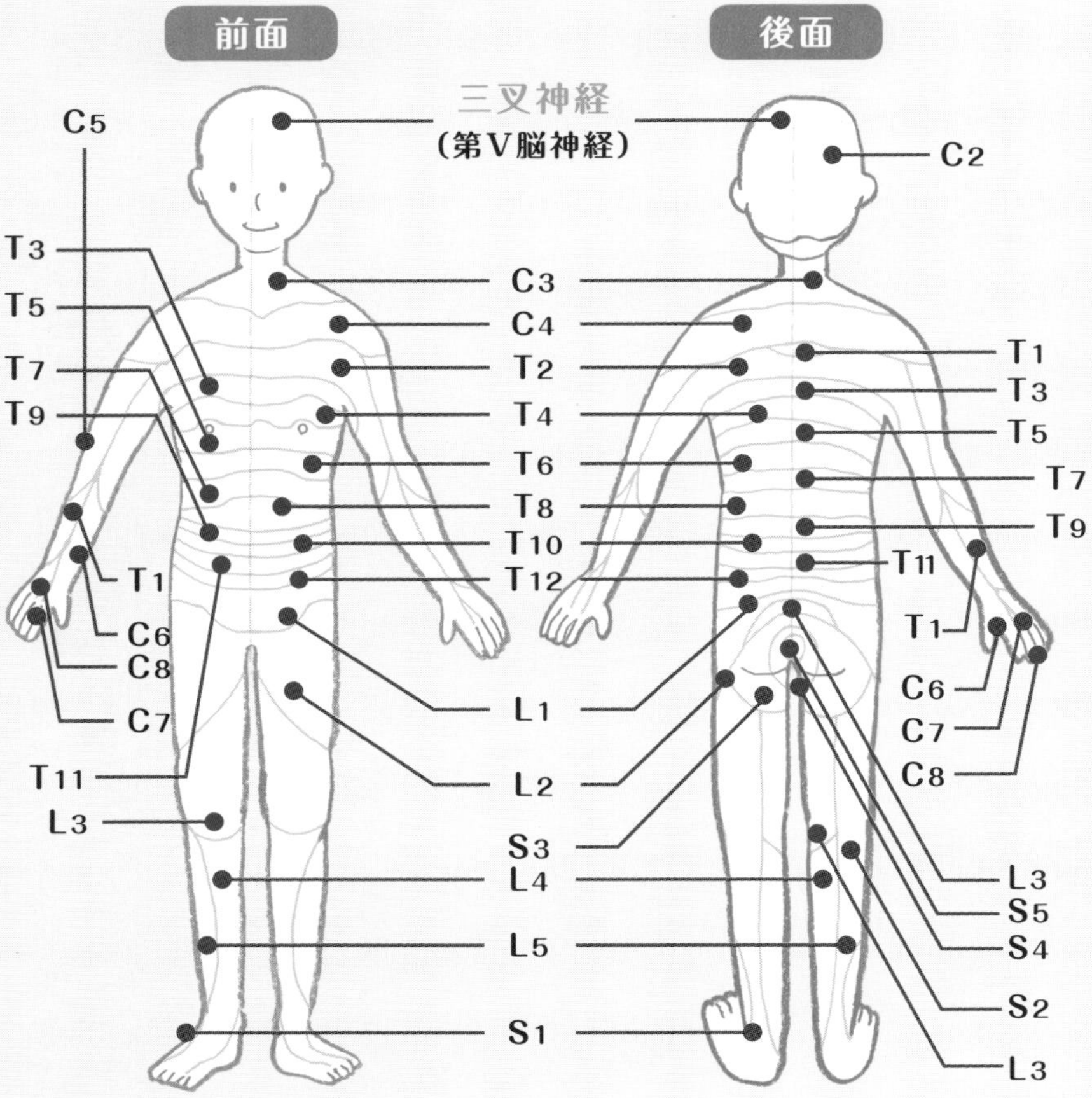

C=頸神経　T=胸神経　L=腰神経　S=仙骨神経

神経細胞の発達には、成長ホルモン、チロキシン、性ホルモンなど様々なホルモンが影響を及ぼしています。

また、自律神経の中枢「視床下部」は、ホルモン分泌にも深く関わっています。知性・理性を司る大脳新皮質からの刺激が、感情・本能の脳といわれる大脳辺縁系から視床下部に伝わり、ホルモンの分泌をコントロールしています。強いストレッサーを受けると、その刺激が視床下部に伝わり、ホルモン分泌を乱します。ホルモンの分泌が乱れると、自律神経も同時に影響を受け、交感神経と副交感神経のバランスがくずれ、心身に不調を感じるようになります。

「触れるケア」と自律神経系への作用

最初のページで、脳と触れるケアの可能性についてはお話したので、ここでは自律神経との関係で述べます。

自律神経系の反応は、触れ方によって変わります。

ゆっくりと、優しく、一定の圧をかけると、副交感神経が優位となり、リラックスモードに、リズミカルに早く動きは交感神経が優位となってリフレッシュ、覚醒モードになります。

大切なことはその人の状態に合わせて、触れ方を工夫することです。

前述したオキシトシンやドーパミンは、ゆっくりと体幹を包み込むような触れ方、手足を撫でるような触れ方で、分泌が高まると考えられています。

触れる部位、圧、手の動かし方といったこと以外に、触れるときの環境、補助となるものの存在も工夫すると「触れるケア」のバリエーションが広がります。

その人に合った音楽、香り、照明の工夫などです。

また、リラックスを促す撫でるような触れ方の場合は、触れる側の手と触れられる側の皮膚の摩擦を減らし、滑りをよくする意味でオイルやクリームを使う方法があります。

ある種の香りを、部屋に広がるようにしたり(芳香浴)、マッサージオイルに香り付けした場合、女性ホルモンが活性化する可能性も示されています。

余談ですが、70代の男性に、在宅での入浴の援助をした時のことです。

皮膚の乾燥が気になったので、入浴後、オリーブオイルを背中に塗ると、男性は「ああ、気持ちいい。極楽、極楽」と言って穏やかに笑って下さいました。隣にいらしたご家族が「久しぶりにお父さんが笑った」とこちらも笑顔になりました。彼は、脳梗塞で倒れ、体の自由が利かなくなってから、家では苦虫を噛み潰したような顔をして過ごしていたようです。オイルが浸透し、皮膚も滑らかになり、痒みもおさまった心地よさや入浴して血行が良くなったということもあったのでしょう。様々なことが影響しあい、最後に触れるという行為が笑顔のスイッチを入れたのかなと思います。

触れる際の強さや深さ、リズムなどと共に、それを用いる時の工夫をすることで、昂った神経が鎮まったり、沈んだ心が励まされ、からだ全体に心地よさが広がるのです。

血管・リンパ管の構造

血液は、からだの各組織にくまなくゆきわたり、酸素、栄養分をはじめとしてさまざまな物質を組織に供給することと、組織から老廃物を受け取って運んでいます。この血液が通る道が血管です。

リンパ液は、からだの外から進入する病原体からの感染防止の必要に応じて細胞組織がつくりだすもので、毛細血管からにじみ出て腸管で吸収された脂肪や老廃物を回収し、流します。これが通る管が毛細リンパ管です。毛細リンパ管が合流し太くなったものがリンパ管で、多くの弁を持ち、とくに太いものでは弁がふくらみ、数珠状につながって見えます。リンパ管はところどころ豆粒状のやや膨らんだリンパ節（腺）があります。リンパ節は新しいリンパ球や免疫抗体を産生し、細菌や異物を処理しています。リンパ管は、リンパ節を経由し、最終的にリンパ本幹となって静脈に向かいます。リンパ管は静脈に絡みつくように全身に分布しています。リンパの流れは血液の流れに比べ、ゆっくりです。リンパの流れは、筋ポンプ、呼吸ポンプ、リンパ管壁の平滑筋細胞の収縮によって作られ、老廃物、細菌や異物を運搬します。ホルモンもリンパ流によっても運ばれています。

血液、リンパの流れが滞ると、それによって栄養成分が体に運ばれなかったり、老廃物や細菌をからだの外に出せなくなり、異物の侵入の早期発見もできなくなってしまいます。

「触れるケア」と血管・リンパ管への作用

血管の働きを知るために、血圧、脈拍、呼吸、体温を測る方法は、相手の負担を最小限ですませられ、非常に有用な「触れるケア」です。

長時間、同じ姿勢で過ごし、筋肉を使わないでいるような時には、血行と共にリンパの流れも悪くなります。リンパは筋肉の収縮によって促されるため、リンパの流れや血行に沿って触れることによって血流やリンパの流れを手助けすることができます。

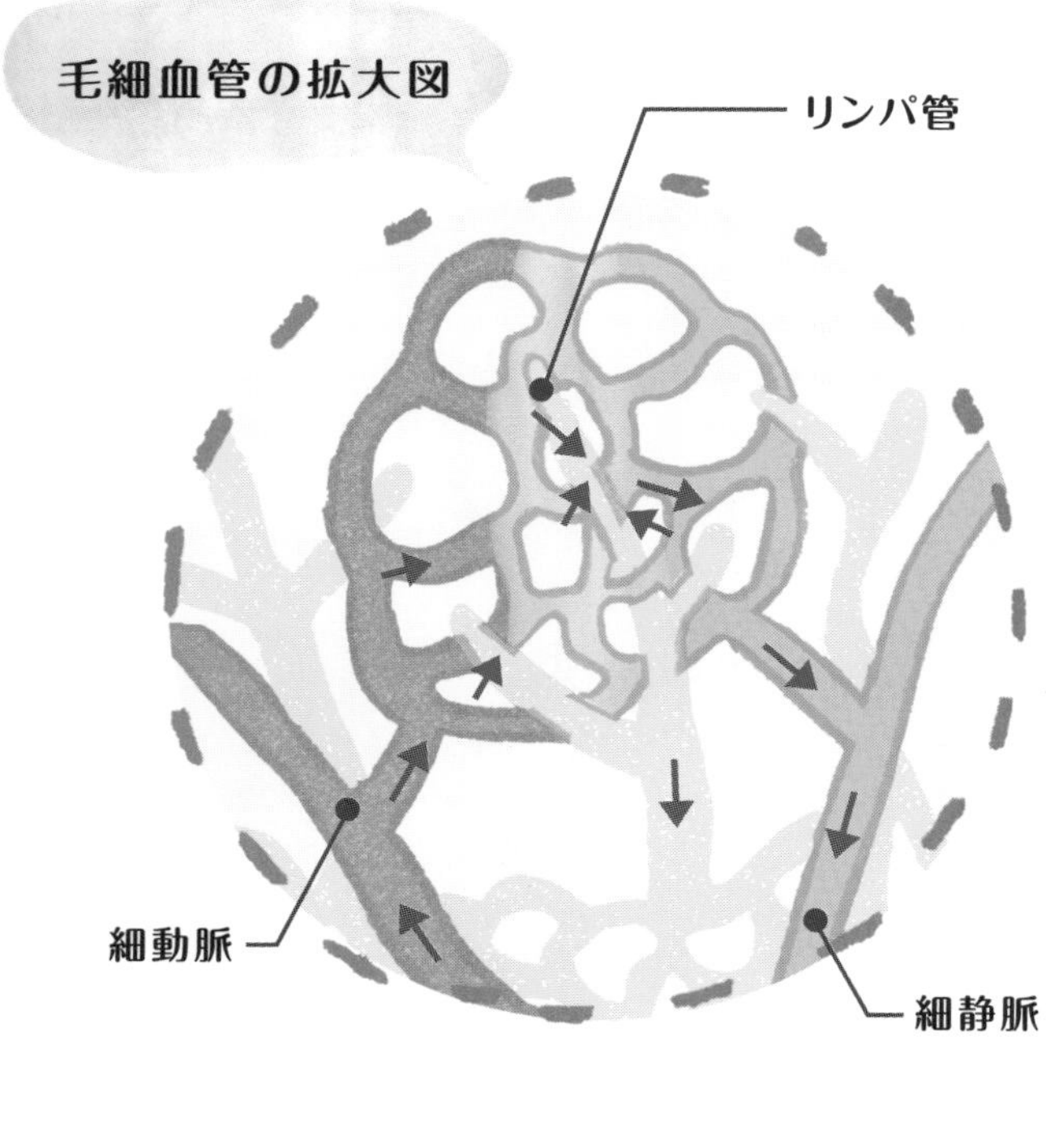

血管とリンパの構造

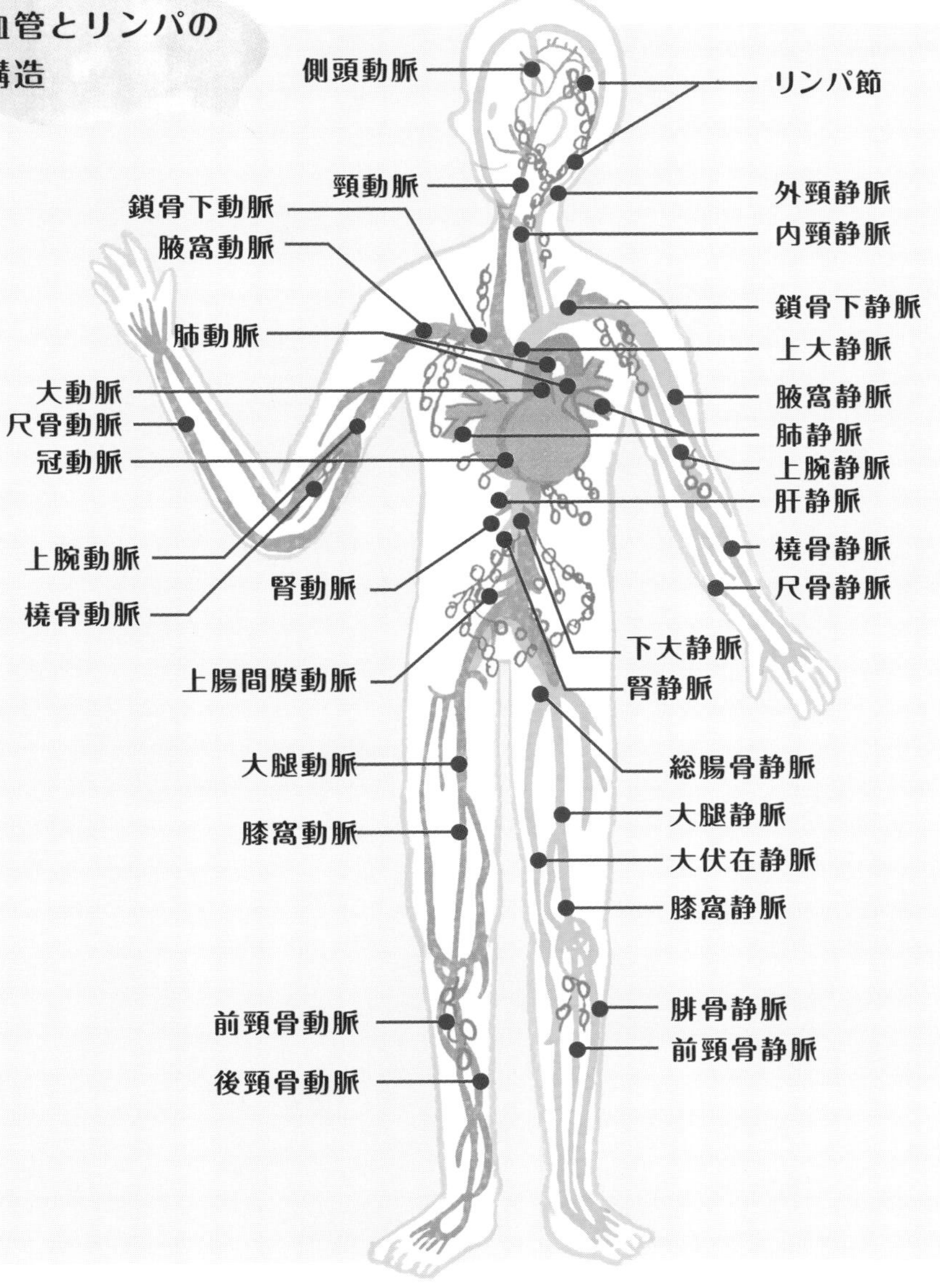
側頭動脈
リンパ節
頸動脈
外頸静脈
鎖骨下動脈
腋窩動脈
内頸静脈
鎖骨下静脈
肺動脈
上大静脈
大動脈
腋窩静脈
尺骨動脈
肺静脈
冠動脈
上腕静脈
肝静脈
上腕動脈
橈骨静脈
腎動脈
尺骨静脈
橈骨動脈
下大静脈
上腸間膜動脈
腎静脈
総腸骨静脈
大腿動脈
大腿静脈
膝窩動脈
大伏在静脈
膝窩静脈
腓骨静脈
前頸骨動脈
前頸骨静脈
後頸骨動脈

Message from Horiuchi

大きく、長いストロークで「触れるケア」を行うことで、触れられている側のからだは、少しずつ血液循環が促され、皮膚の色が少し明るくなります。

触れられている側が、きつい下着や指輪を身につけていると、血液循環を途中でせき止められてしまいます。「触れるケア」の前には、からだ全体がリラックスできる状態かを確認する必要があります。

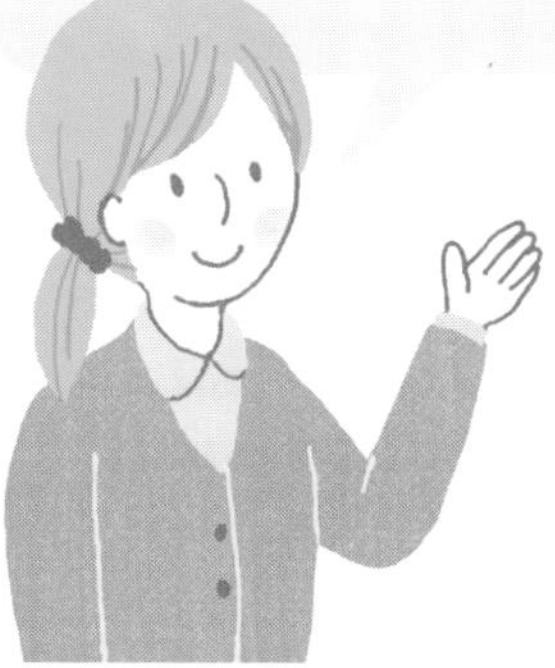

chapter 4

第4章

「触れるケア」の実践

Lesson 触れるための準備

いよいよ「触れるケア」の実践編に入ります。通常「触れるケア」は、相手が必要とした時にいつでもできるものです。場所も、家、医療・保健・福祉施設…などさまざまで、姿勢も、椅子に座った状態やベッドに横になった状態などいろいろですし、対象となる人も、乳幼児、学童、青年、成人、高齢者…どなたにでも可能です。

けれど、「触れるケア」は、相手のからだに自分の手で刺激を与える—いわば、相手の領域に踏み込む行為ですし、その人の心身の状態に応じて、少しずつ工夫する必要があります。触れられる側と触れる側の双方にとってより心地よいものにするためには、事前に準備が必要です。

Lesson あなたの手の準備

「触れるケア」では、触れる道具—あなたの手が重要な意味を持ちます。

3つのステップを踏んで、ご自身の手の準備と触れる手のレッスンをはじめましょう。

STEP 1 手をよく見る

手のレッスンは、まず観察からです。自分の手の形、爪の形、名称をみてみましょう。手の色の確認、傷、手荒れがないかをみましょう。「触れるケア」の時は、指輪は外し、爪も短く切っておくことが大切です。

さらに重要なことは、あなたの手の温度と感度です。特にあなたの手が冷たいと、それだけで、相手に不快な気持ちを与えてしまいます。冷たくないか、血行を確認し、指先、手のひら、手首など、手の様々な場所でどんな感覚を感じ取れるかを確かめましょう。

参考までに、手に存在するというからだの部位も示しました（98〜99ページ）。手に触れて、ある部分が硬くなっていたり、痛みを覚えるところはないですか？からだがサインを出しているかもしれません。

「触れるケア」で用いる手の部位

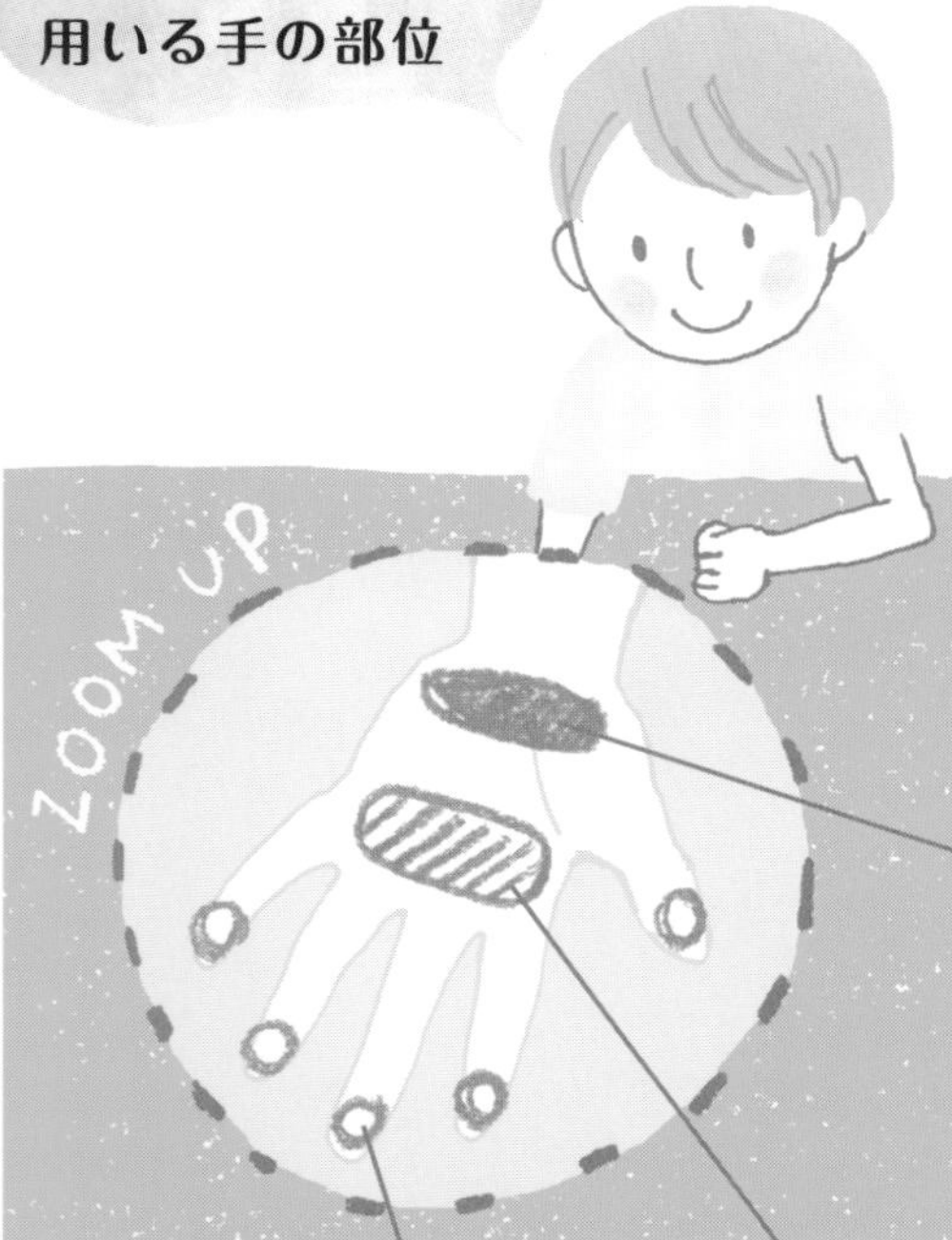

手のひらの下側（近位側）は、指先よりも広い範囲の拍動をとらえることができます。指先よりも、広い範囲をゆっくりと深く圧をかけるときに使えます。

手のひらの上側（遠位側）は、やや固めの圧をからだにかける時に使います。アセスメントでスリル（振動）を捉えるときに使う場所です。

指先はわずかな拍動をとらえられる鋭敏な感覚。脈拍をとったり、限られた部位を圧したり、からだをなぞって位置を把握するときに便利。手の力を抜き、指先を箒の羽根のように用いたり、くるくると円を描くような動きも得意。

手を構成する骨と手の各部位の名称

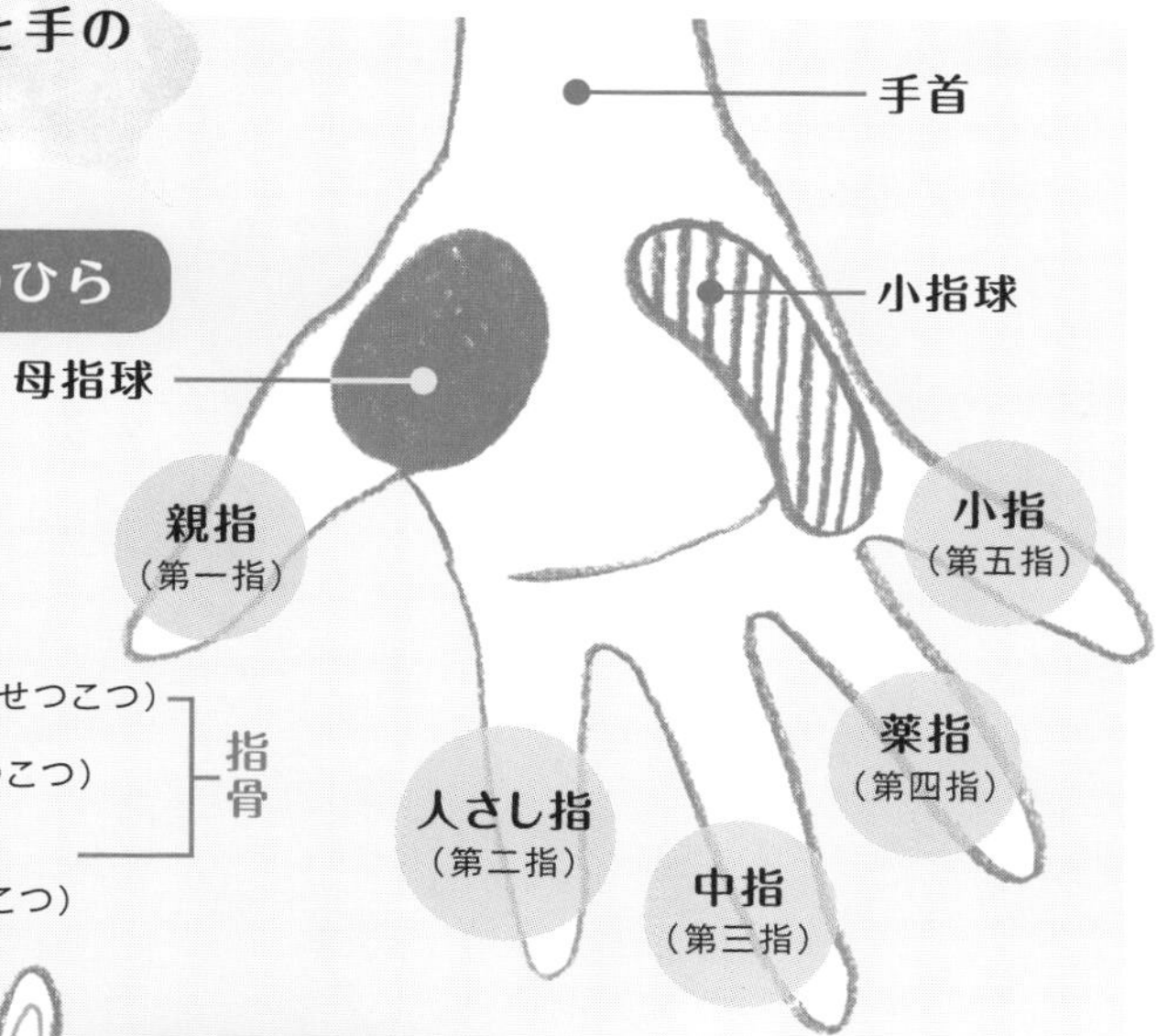

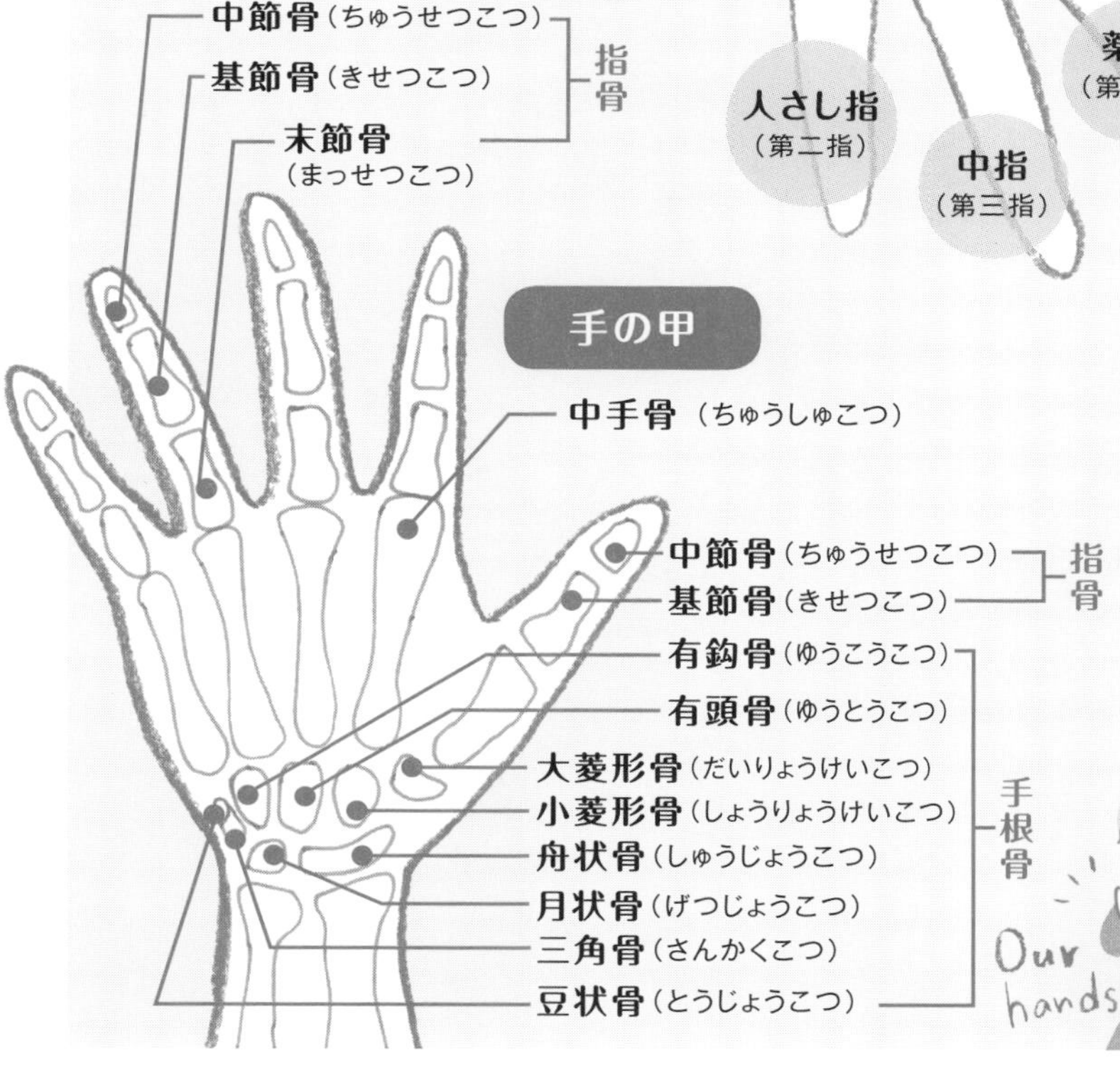

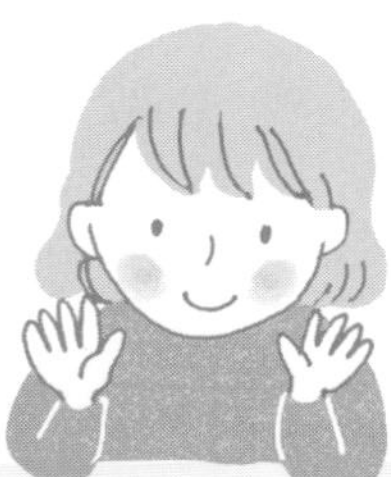

手が反映するからだの部位〜手のひら〜

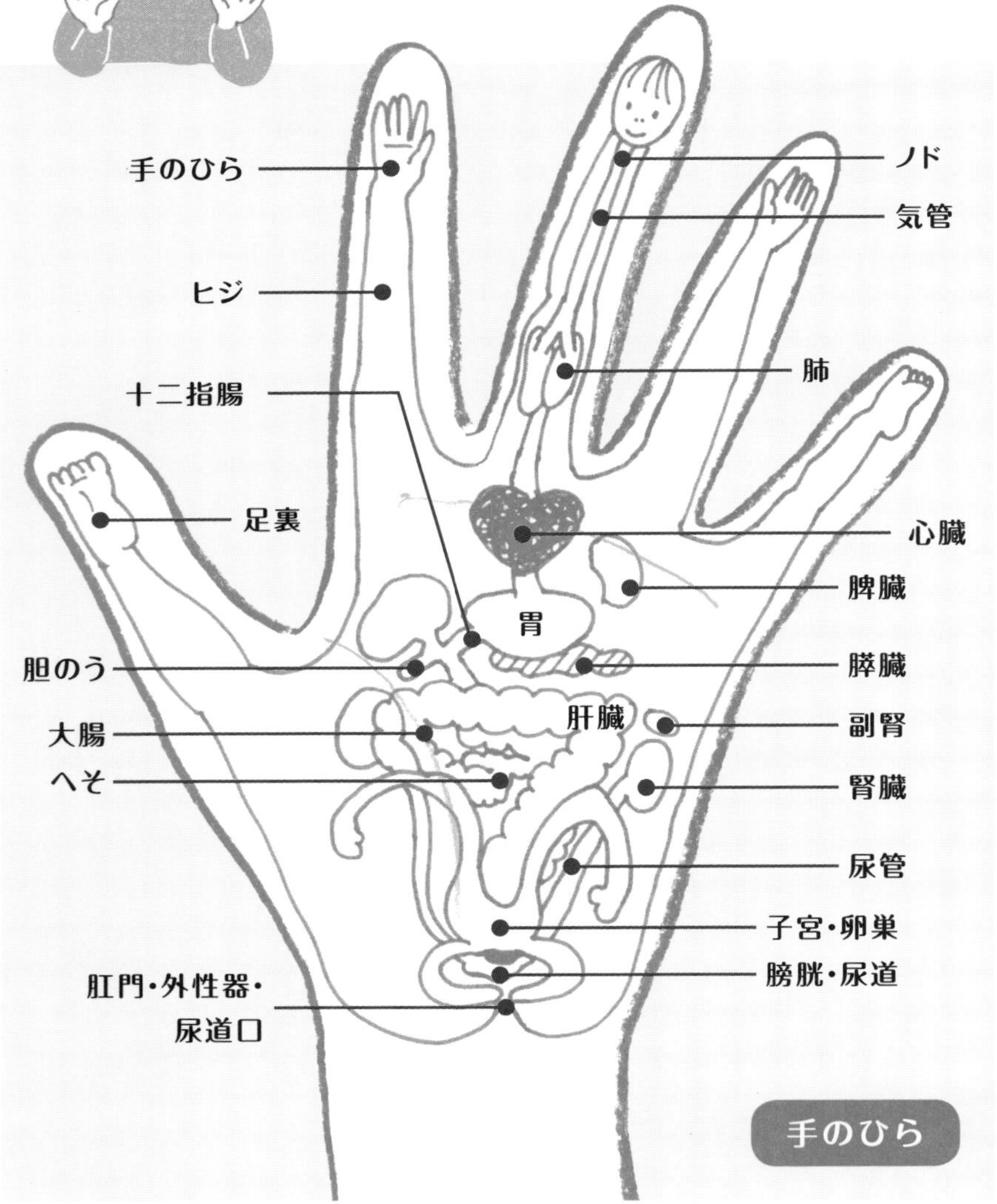

手が反映するからだの部位～手の甲～

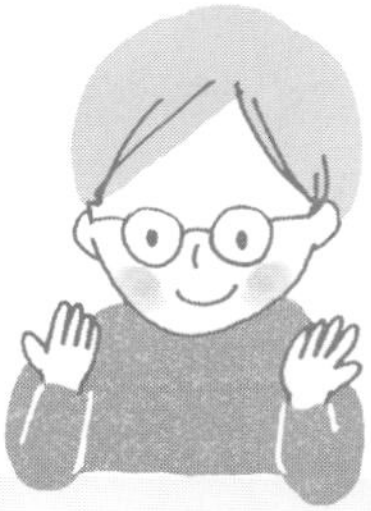

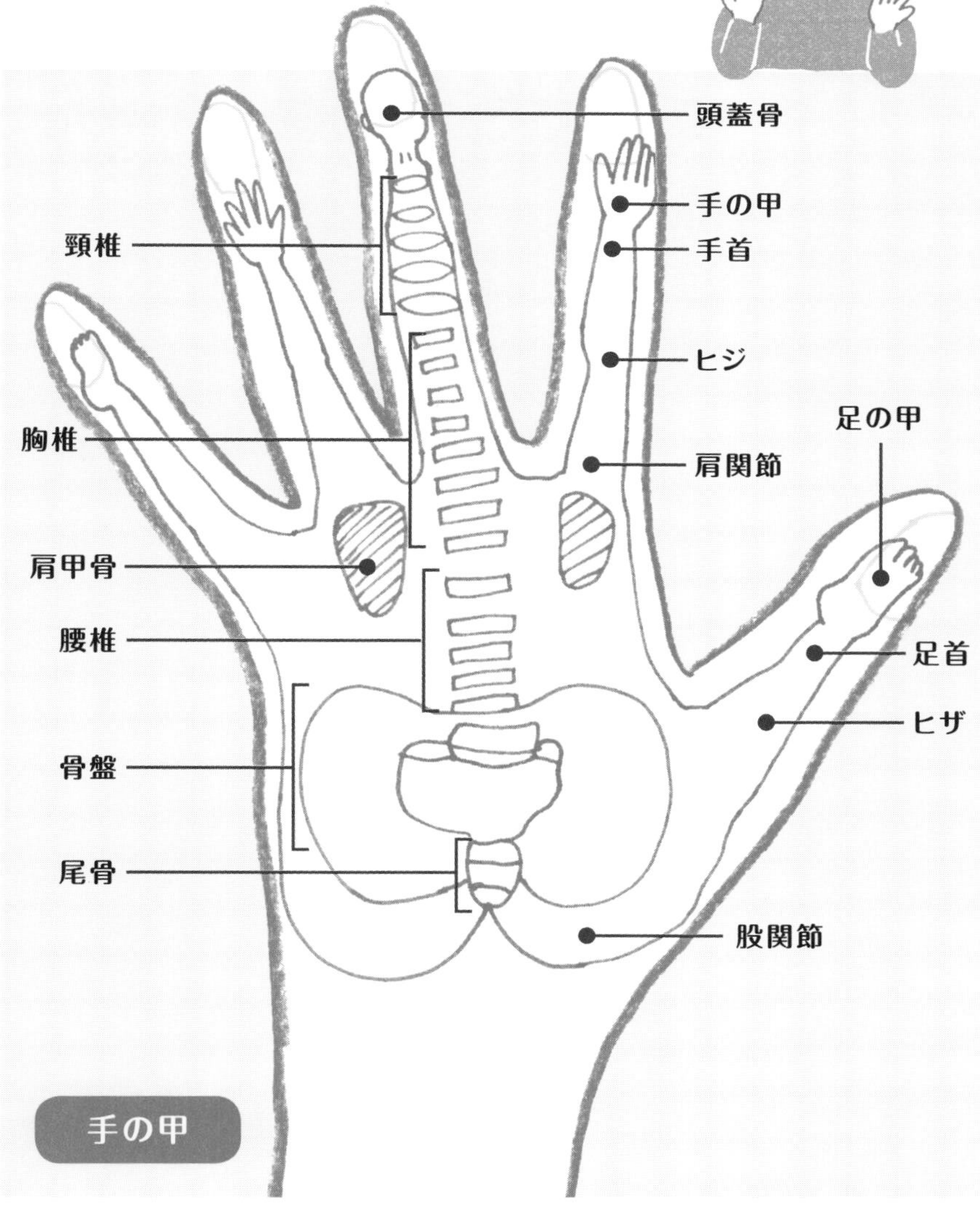

STEP 2 手を動かしてみましょう

自分の思ったように指が動くのか、手全体を動かせるのかはとても大切です。次の体操は、日々の手の動きを滑らかにするトレーニングとしても使えます。

1 呼吸を整えながら、首を前後左右に動かします。

2 肩を回します。

3 背筋を伸ばし、交互に腕を上に伸ばしましょう。

4 両方の腕を胸の前にもってきて、こぶしを作り、できるだけ力を入れます。

どの程度力が入ったのか、腕のどこの筋肉を使っているのか、意識しましょう。

そのままゆっくり「1、2、3、4、5」と5つ数えましょう。

5つ数えたらゆっくり息を吐いて、力を抜きます。力が抜ける時の感覚を大切にしましょう。

この「力を入れるー抜く」という動作を5回実施します。

5 両手の力を抜いてぶらぶらと揺らします。

6 手を握ったり、開いたり（グー・パー）を左右の手共に5回ずつ行います。

7 「グー・チョキ・パー」と言いながら、その動作を左右3回、両手一緒に3回行います。

8 「グー・チョキ・パー・グー」と言いながら、その動作を両手一緒に行い、最後の「グー」のところで、首を左右どちらかに傾けます。

STEP 3 手の圧を確認してみましょう

これまで述べてきたように、触れ方によって、からだへの影響が異なります。あなたが、そっと相手の肩に手をおいたと思っても、実はかなりの力が加わっていたということもあり得ますし、その逆もあります。自分の「そっと」という感覚や、「ぐっと力を入れた」という感じを数値で見てみると新しい発見があるかもしれません。特別な測定器で量る必要はありません。キッチンスケールに手をおいて量ってみましょう。写真ではデジタルスケールですが、昔ながらの針のついたものの方が測定しやすいかもしれません。

　実際に、触れる時には、健康な人の場合、相手の体格などによりますが、まずは400グラム程度の力をかけ、800

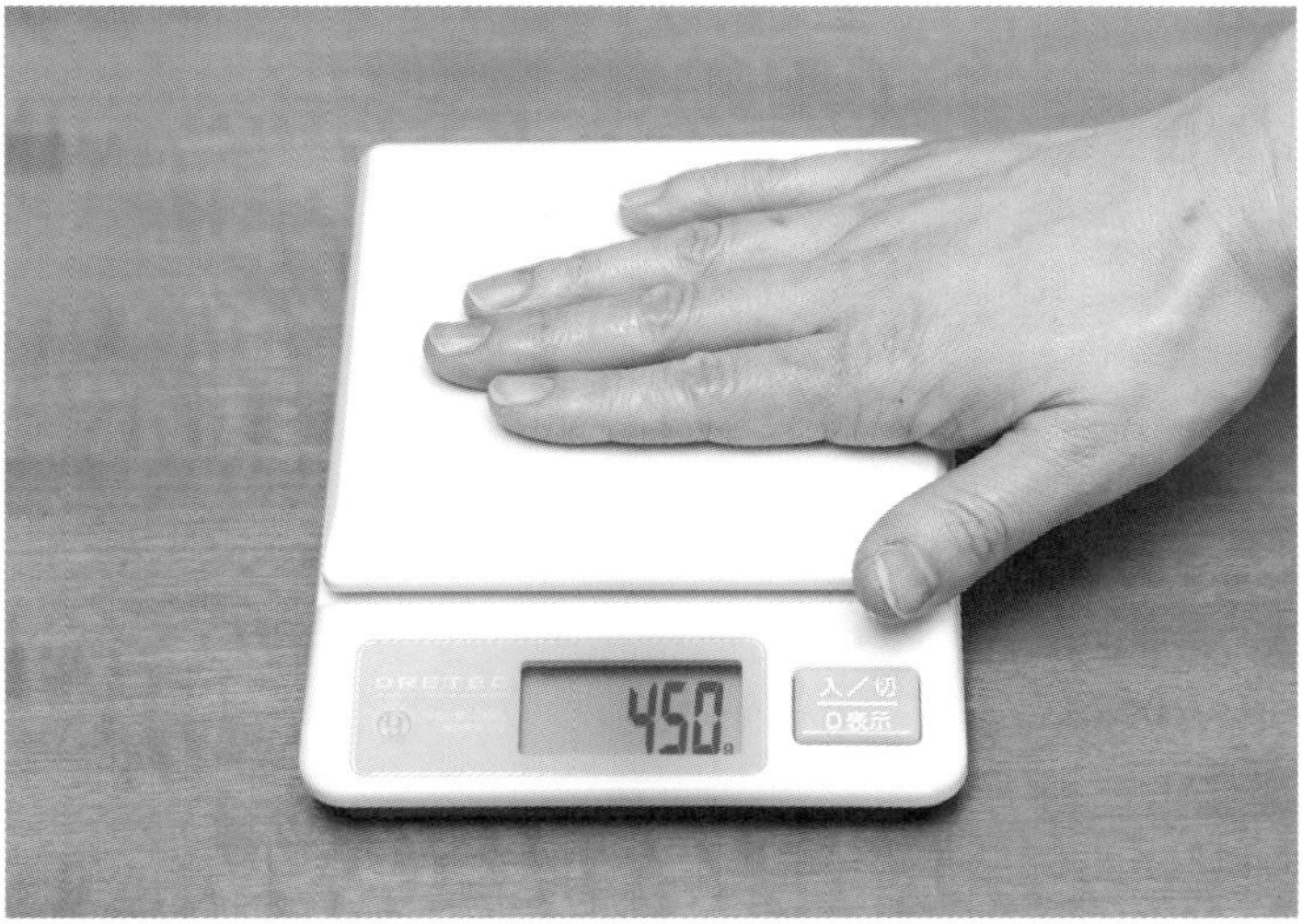

グラムぐらいまでの幅で、痛みや違和感の有無を確認します。

とはいえ、あまり数値に気をとられないことも大切です。相手の表情やからだの反応をみることのほうが重要です。

Lesson 「触れるケア」に必要な物と環境の準備

「触れるケア」は、その時の状況や相手の様子で特別なものを準備することのないまま、あなたの手の準備さえあれば行うことができます。

けれど、不安や孤独、痛みなどによって、ある程度、相手と時間を共有したいと思ったなら、その時間を少しでも互いに居心地良くするためのものを知っておくと役立ちます。

相手のからだが心地よい姿勢でいるためのクッション、枕、体を覆うタオルも必要です。もし、相手が座った状態で、体を起こしている時に、背中に触れる場合、膝の上にクッションをおくと、体が前傾姿勢をとったときに楽な場合もあります。どの部位にアプローチするのかで、クッションやタオルの数、大きさを工夫します。直接皮膚に当たるものは、手触りのよいもの、気温が低い時には、温かくしておくことが必要です。

オイルやクリームを用いる場合は、それらの準備と、後で拭き取ったりするためのティッシュも必要です。

音楽や香り、花などでその部屋全体の雰囲気を演出する方法もあります。また、ある一定の時間、足浴や手浴、清拭など肌を露出する場合は、他の人の出入りが必要以上に内容に「ただいまケア中。○分後にお願いします」といった表示をすることもいいかもしれません。

病いの治療中の人や、大勢の人と部屋が一緒の場合には、音楽、花、香りなどについては確認が必要です。本人の好みはもちろんのこと、それが治療の妨げとなったり、同室者との関係をぎくしゃくさせないかといった配慮も必要になるでしょう。

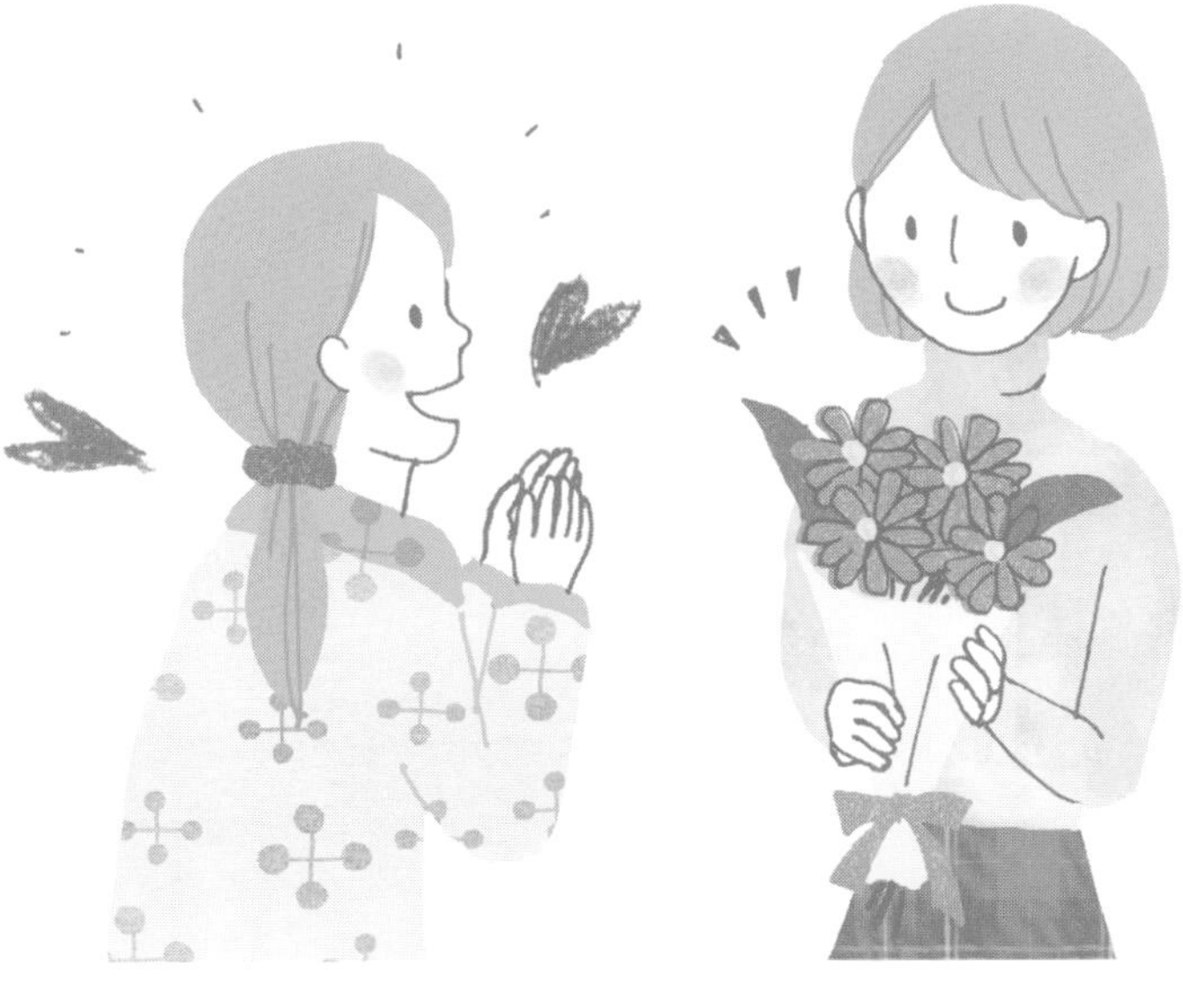

Lesson

「触れるケア」実施前の確認事項

相手の状態によっては、治療や処置以外の目的では、触れることを避けたほうがよい場合があります。

原則として、本人が非常に興奮していたり、逆にうつ的になって、他の人からの刺激を全く受け付けない場合（環境からの刺激に敏感になっている）時には、「触れるケア」は強い刺激となってしまうので、避けるようにします。本人の気分が乗らない時にも同様です。

また、次のような部位には行いません。

…出血、ねんざ、ヤケド（受傷直後）、骨折、褥創、腫脹のみられる部位、炎症を起こしている部位、触れられると痛みを感じる部位などです。

ただし、これは、直接その部位に触れるのは避けるという意味で、例えば、骨折している人に

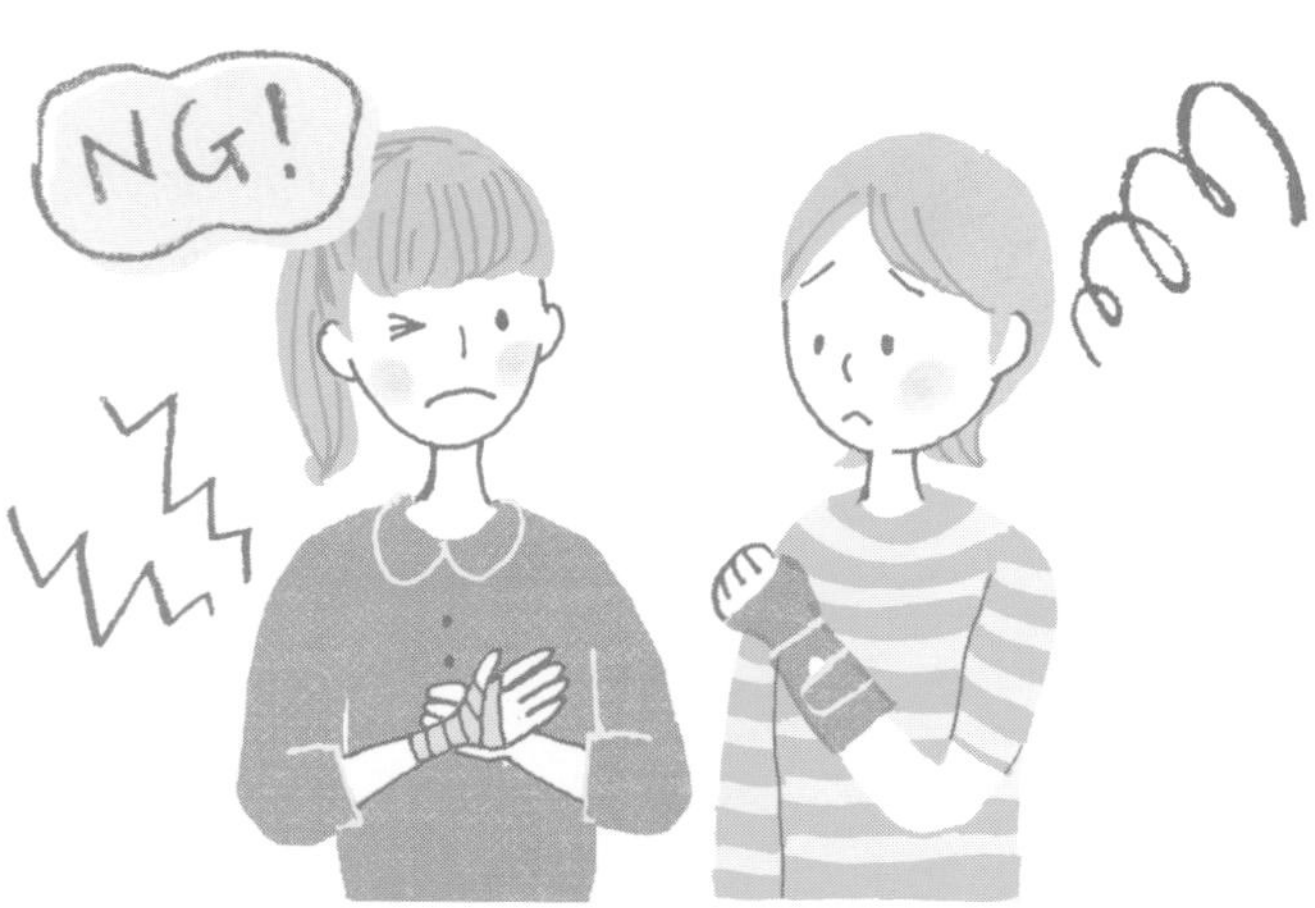

対しても、その部位は触れることはできなくても、違う部位、例えば、「手を握って共に居る」という「触れるケア」は可能です。

「はじめに」でも述べましたが、「触れるケア」はからだに心地よく働きかける行為であり、相手とのコミュニケーションの1つでもあります。目の前の人が、誰かと関わりたいというニーズがあるのなら、用いることが可能です。

配慮が必要なのは、妊娠中の女性への「触れるケア」です。妊娠4カ月までの妊婦さんの場合、ホルモンのバランスがいつもと異なります。そのため、子宮収縮を促す強い圧をかけるような「触れるケア」は避けます。

これから述べるような「触れるケア」についても、妊娠中のからだについての知識と技術をもった人によって行われる必要があります。

「触れるケア」の実際については、からだの知識のページで述べたことも参考にしてください。

Lesson 自分のからだで体験してみましょう

触れる動作には、からだを軽くポンポンと叩く動作や、優しく撫でる動作、ゆっくりとからだを押す動作、からだを伸ばす動作など様々な形があります。

まずは自分の体に触れながら、様々な動作を覚え、触れる気持ちよさを体験しましょう。

ここでは、優しく撫でる動作をやってみましょう。

撫でる動作では、相手との皮膚の摩擦を緩和する意味で、オイルやクリームを用いると効果的です。皮膚の乾燥が激しい人の場合には、心地よさと共に、皮膚の保湿が得られます。

必ずオイルを用いることはありません。オイルを用いなくとも、「触れるケア」は成り立ちます。

服の上からそっと撫でることもできます。

さまざまなパターンがありますので、1つの方法を絶対だと思う必要はありません。

オイルを用いる場合には、オイルの選定、保管をしなければなりませんので、経済的な側面や、オイルが簡単に入手できるか否かなどによっても使用するかどうか決まるでしょう。

オイルに関する予備知識1

キャリアオイル編

「触れるケア」を実施する時に、潤滑油として、皮膚に潤いや栄養を与える意味で用いるオイルは、市販では、マッサージ(用)オイルという名称で売られています。あるいは、キャリアオイル、ベースオイルと呼ばれます。

オイルの種類は実に豊富です。

オリーブオイル、マッサージオイル、スウィートアーモンドオイル、グレープシードオイル、小麦胚芽オイル、月見草オイル、アプリコットオイル、アボカドオイル、ピーチカーネルオイル、キャロットオイル、セサミオイル、カレンデュラオイルなどです。

オリーブオイルや、グレープシードオイル、セサミオイルなどはスーパーの食品売り場でも見かけます。

「これをそのまま皮膚にも使っていいのかしら？」と思う方もいらっしゃるかもしれません。

食べられるものを皮膚に塗って悪いはずはないとお思いになるのも当然です。実際、食用油を事前にパッチテストをし、アレルギー反応がみられなければ、大きな問題はおこりません。

ただ、食用油には酸化防止剤などの添加物が使用されていることが多く、食用の場合、そうした添加物は肝臓で解毒されると考えられています。皮膚に塗る場合、オイル成分は肝臓などの解毒器官を通らず、塗布した皮膚表面から直接角質を通り、真皮層まで浸透し、身体をめぐります。添加物を含んだ食用オイルを身に塗ると解毒されないままでいることも考えられます。

そのため、添加物を含まない純度１００％と保証された皮膚用の植物オイルを選びます。

　また、低温圧搾しただけの純粋なオイルには栄養分も豊富に含まれています。118〜119ページに示したようにオイルごとに特徴があり、それらの利点を生かして使い分けられれば理想です。

　初心者にとって、入手しやすく、使い勝手がいいとされるのは、スウィートアーモンドオイルや、グレープシードオイル、オリーブオイル、ホホバオイルです。

　使用の際は、事前にパッチテストを行います。パッチテストとは、二の腕の内側に、オイルを少量（10円玉大）塗ります。塗った直後、また30分後に、塗った部分に赤み、かゆみ等の異常がないかどうかを確認し、そのまま48時間様子を見ます。発疹、発赤、かゆみ、水泡、刺激等なんらかの異常が出た場合、異常を感じたら直ちに洗い流してください。

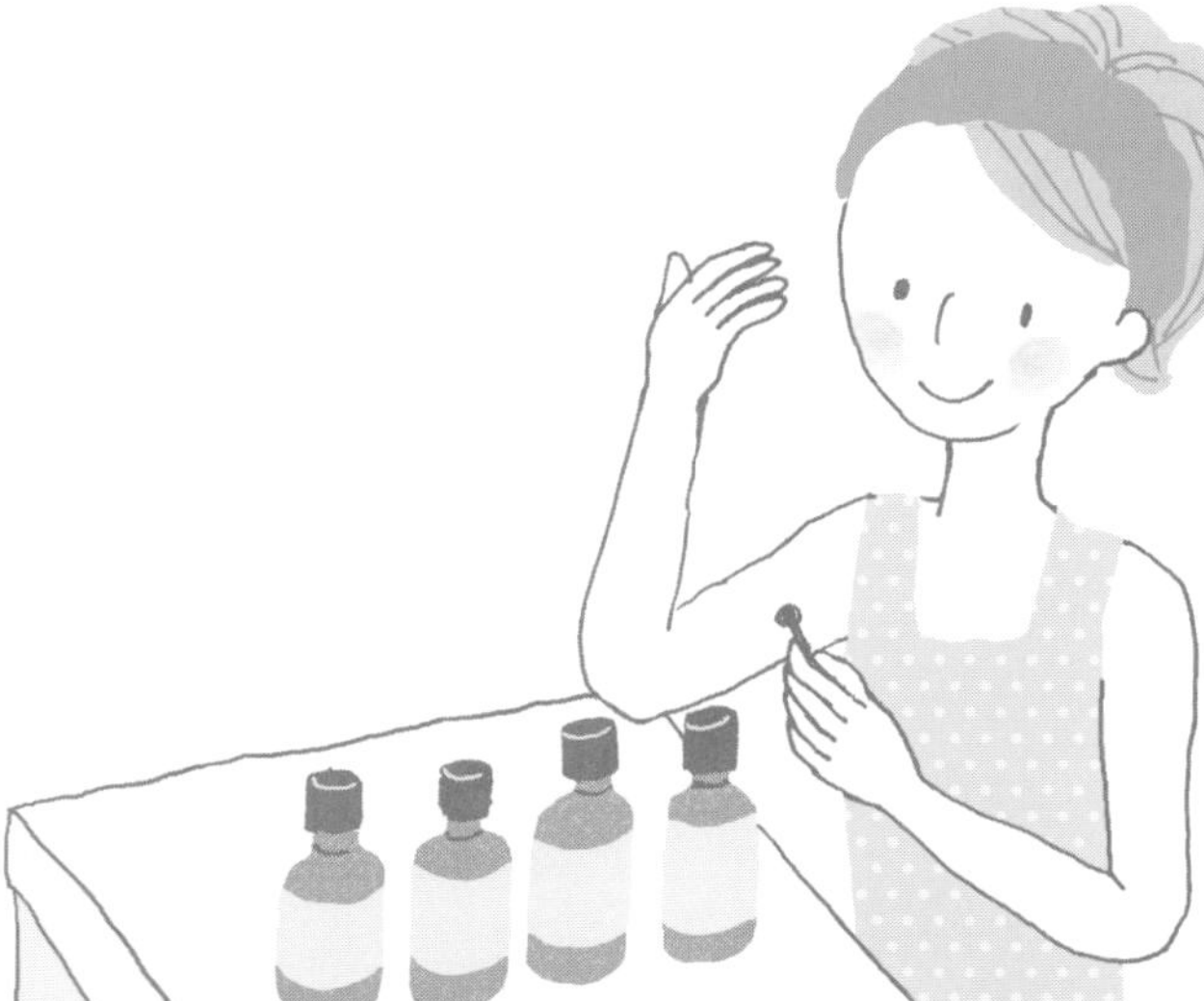

異常が現れた場合は、そのオイルは用いないようにします。

さて、皮膚に用いるキャリアオイルに、ラベンダーなどの精油（またはエッセンシャルオイル）を混ぜて用いることがあります。精油とは、植物の花、葉、茎、果皮、樹皮、根、種、樹脂などに含まれる有効成分をそれぞれの抽出法を用いて採取される揮発性の「芳香物質」です。これを先ほど紹介したキャリアオイルに混ぜて使います。精油は、濃度が高いので、キャリアオイルに混ぜずにそのまま使うのは刺激が強すぎます。必ず精油を混ぜる必要はありませんが、その人に合った香りであれば、「触れるケア」をさらに充実させてくれます。

Message from Horiuchi

マッサージ用のオイルは、それぞれが独自の性質をもっているので、「触れるケア」の潤滑油というだけでなく、「触れるケア」の目的に応じて使い分けることも可能です。例えば、月経前緊張症に苦しむ人には月見草オイル、脂性肌はヘーゼルナッツオイル、乾燥肌の人は小麦胚芽オイルといった具合です。単独だと少しべたつくようなオイルはブレンドする方法もあります。

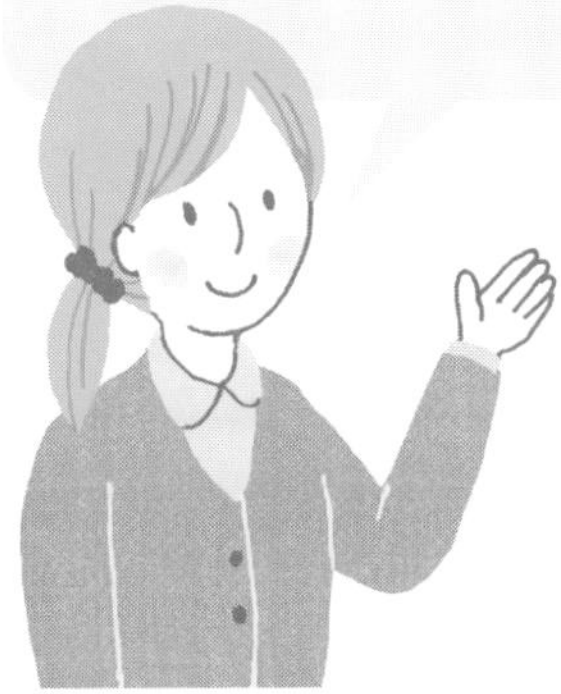

オイルに関する予備知識2

精油（エッセンシャルオイル編

香りは、古代から人々の生活の中に取り入れられてきました。

聖書でも、イエスキリストの誕生の際、3人の賢者が「黄金」と共に「没薬」「乳香」という香りの オイルをキリストに捧げたという記載もあります。黄金と同じくらいの価値があったと思われます。

三大美女といわれるクレオパトラも自分の好む「香り」を体につけ、自分の魅力の1つにとしたとか。古代のミイラにも殺菌作用がある「没薬（ミルラ）」という香油が使われました。海外では、バラの花が生活に深く溶け込んでいたようです。

特に、ローマでは、バラは色々な儀式や晩餐会で撒かれたり、公衆浴場までもがバラでいっぱいだったとか。

飛鳥時代に、日本には仏教が伝わると共に、中国からお香が伝えられました。

お香は、香木や練り香を焚き、主に仏教の儀式に使われていました。

平安時代になると、貴族が香りを楽しむ優雅な遊びとして用いられるようになり、徐々に一般の人々の暮らしに溶け込んでいきました。

香りと健康

20世紀初め、フランスの化学者ルネ＝モーリス・ガットフォセは、研究中にやけどを負い、皮膚にラベンダー油をつけたところ、驚くほどの早さでやけどが回復したそうです。このことを契機に「香り（精油）」の研究が進められ、人体に香りの成分を活用する「アロマセラピー」が生まれました（Aromatherapyは、ガットフォセによる造語。フランス語読みでアロマテラピー、これを英語で読むとアロマセラピーとなります）。日本では「美容」の観点からアロマを述べられることが多いですが、ヨーロッパでは「健康の維持・増進」や「体調回復」の手段として考えられています。

近年、精油成分の科学的分析が進み、血行促進や鎮痛作用、免疫力を高める作用があることがわかってきました。

また、自律神経を整えたり、女性ホルモンに似た作用の成分が含まれる精油もあり、組み合わせて使うことで、日々の疲れや更年期・初老期の心身のトラブルにも有効ではないかといわれるようになってきました。

オイルの楽しみ方

1

香りそのものを嗅いで楽しむ方法

芳香浴と吸入ティッシュやハンカチ、50度前後のお湯にオイルを1～2滴垂らして香りそのものを楽しみます。吸入する時は、一気に吸い込んだり、長時間嗅ぎ続けないこと。

2

皮膚からも吸収させる方法

精油をホホバオイルなどのキャリアオイルに混ぜてマッサージの時に用いたり、浴槽に40度前後のお湯を入れ、3～5滴ほど垂らして、入浴の際に香りを楽しんだり、精油の入ったお湯にタオルを入れ、それを絞って肩や腰に湿布のように当てて用いる皮膚に直接使う時には、オリーブオイル、ホホバオイル、スイートアーモンドオイル、グレープシードオイルといったオイルに精油を1～2％になるように混ぜ希釈して用います。

精油を使用する時に注意すること

日本で、精油の位置づけは「雑貨」のため、品質に差があります。例えば「ラベンダー」と名のついた香りでも、１００％ラベンダーの花や葉で蒸留してつくったものもあれば、他の精油や化学物質を混ぜて人工的に作った ものまで様々で、香りも異なります。そのため、目的に応じて品質を見極め、使い分ける必要があります。精油を使ういくつかの約束事をご紹介します。

1 精油は直接、肌につけない。薄めて使うこと。

2 内服しない（飲まない）

3 ３歳以下の子供に用いない。３歳以下の子供には精油の入ったオイルの塗布は避けます。
さきほど紹介した、キャリアオイルのみの単独使用、あるいはベビー用オイルを使うことをおすすめします。

4
妊娠中の方は、使用できるオイル、使用方法が通常と異なるので慎重に
妊娠中でも使える精油はありますが、限られており、また香りの好みも変化するので、主治医や助産師、アロマセラピーを専門に学んでいる人に相談しながら使用します。

5
保管方法に注意
キャリアオイルも精油も直射日光、湿気、熱、空気を嫌います。オイルの蓋をあけっぱなしにしたり、お風呂場など水回りに置いたままにするのは避けましょう。

6
循環器・呼吸器・神経系の疾患、てんかん発作をおこした経験のある方は医療者に相談してから使います。

7
皮膚につけて異常・違和感を感じたら、すぐに拭き取り、洗い流す
その日の体調や気分によって、これまで好きだった香りが嫌なものに思えたり、前回平気だった精油をマッサージ用オイルに希釈したら痒みを感じることもあります。皮膚に塗布して異常を感じたら、オイルを拭き取り、洗い流しましょう。

8
光毒性に注意
レモンやグレープフルーツなどの柑橘系の香りオイルには色素沈着・炎症を起こす

ものもあります。最近ではそうした作用を起こす成分を抜いた精油もありますが、原則として柑橘系の精油を使った場合、希釈濃度によって差がありますが、通常は4～5時間は日光にあたらないようにし、濃度の濃いものですと12時間の間隔をおいたほうが良い場合もあります。

9

皮膚に塗布する場合、パッチテストを行うこと

※やり方　二の腕の内側に使用する精油とキャリアオイルを混ぜたもの（1％濃度）を大豆粒ほどの大きさに塗って2日間様子をみます。つけた途端痒みや痛みを感じたら洗い流し、タオルで優しく拭き取ります。精油のみを皮膚につけないように注意！

精油を使って「触れるケア」を実施した研究をご紹介します

アルツハイマー型認知症の女性に対し、「精油を混ぜた香りのするオイルで触れた場合（アロマタッチ）」と、「精油を混ぜない場合（タッチ）」、「会話をして過ごす場合」

の３つのケアを比較し、緊張の緩和、リラックスがはかれるかを見たものです。３つのケアの前・後で血圧、脈拍、呼吸、唾液アミラーゼの値、本人の表情、行動で測定したものです。

その結果、いずれもケアの後の方が緊張がとけているのですが、精油を使ったほうが下がりの幅が大きいという結果が出ています(左の表参照)。

もちろん、香りには好みもありますし、体調によっては不快に感じることもあるかもしれません。けれど、上手に使うことでこうしたストレス緩和ケアに用いることができます。

ここで、「触れるケア」に精油を用いた時、からだには、どんなことが起こるのかについてみておきましょう。

皮膚は72ページで示したような構造になっており、表皮は、細菌やウィルスの侵入を防ぐ働きをしています。

精油は、このバリアを通り抜けるほど小さい分子構造になっているので、表皮から真皮、皮下組織へと浸透し、血液の流れにのって体内に吸収されます。

「触れるケア」によって、精油の含まれたオイルで、皮膚を優しく撫でるようにすることで、筋肉の緊張がとけ、血液循環が促されながら、ゆっくり精油成分がとりこまれ、さまざまな変化が起きてくると考えられます。

ストレス度を測る唾液アミラーゼモニター

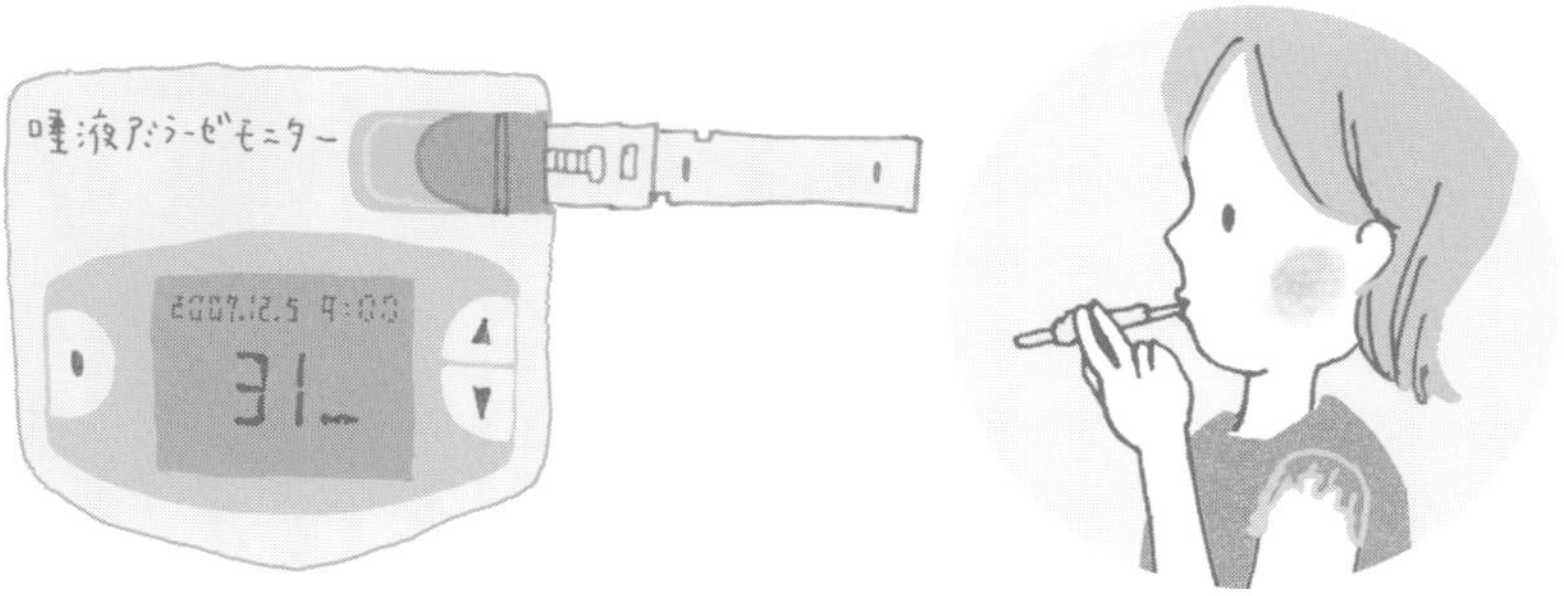

付属のチップを舌下部に30秒入れ、唾液を採取し、
唾液を採取したチップを機械に入れて測定します

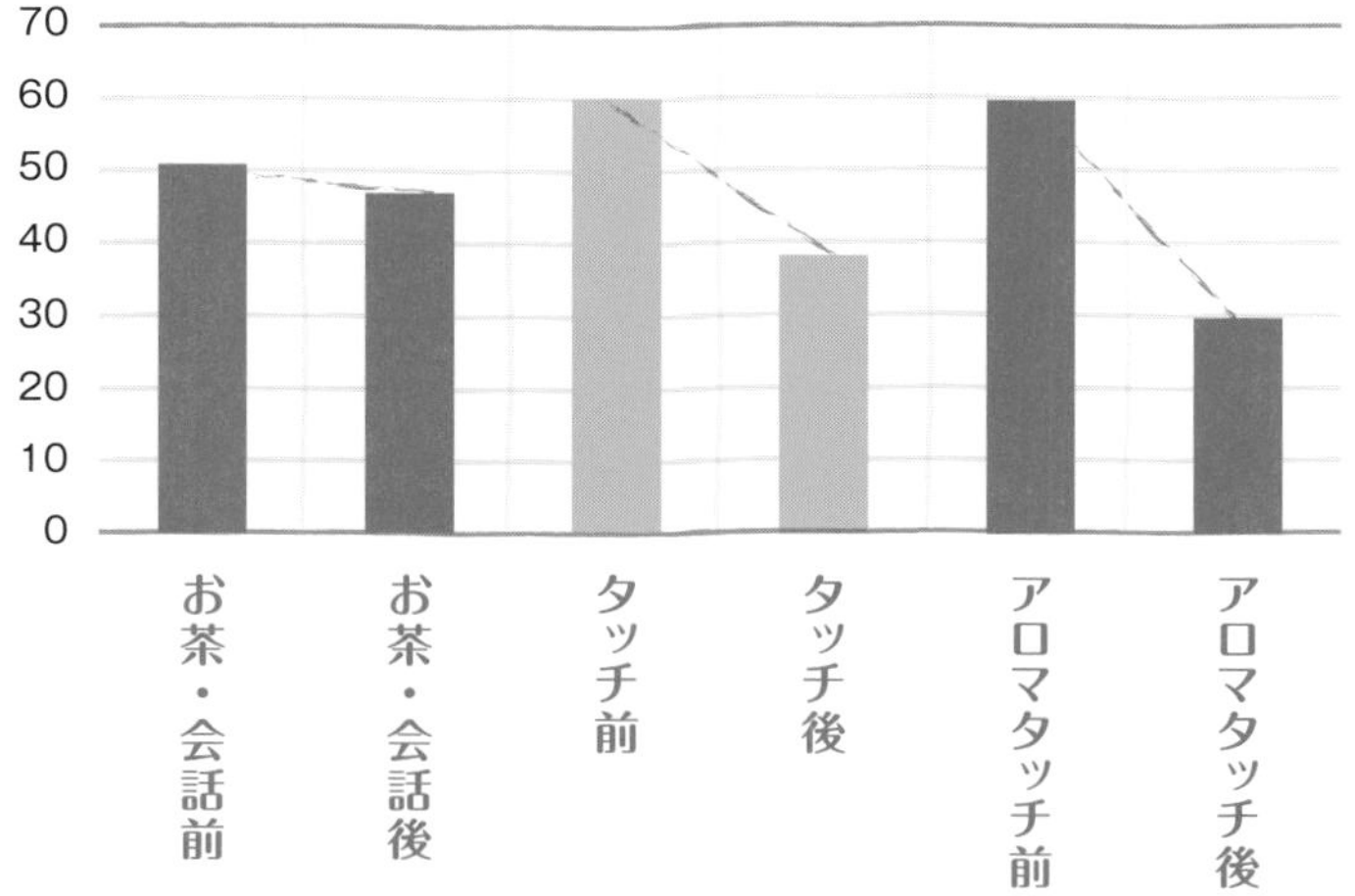

0~30:なし　31~45:ややあり　46~60:あり　61~:だいぶあり

2009年第11回認知症ケア学会、2010年2月第8回フットケア学会ランチョンセミナーで発表。

植物性スクワラン	スイートアーモンド油	月見草油（イブニングプリムローズ油）	ツバキ油（カメリア油）	ホホバ油	マカデミアナッツ油
モクセイ科	バラ科	アカバナ科	ツバキ科	ツゲ科	ヤマモガシ科
炭化水素	植物油	植物油	植物油	植物ロウ	植物油
オリーブ油や大豆油などを蒸留後に水素を添加	種子	種子	種子	種子	種子
	低温圧搾法	低温圧搾法	低温圧搾法	低温圧搾法	低温圧搾法
	オレイン酸、リノール酸	リノール酸、γ-リノレン酸	オレイン酸	ステアリン酸	オレイン酸、バルミトレイン酸
	ビタミンA、Bなど			ビタミンA、Oウエステルなど	ビタミンA、B、Eなど
非常に高い	高い	非常に低い	高い	非常に高い	非常に高い
油脂ではない。無色無臭、軽い感触で肌になじみがよい。保存性が高い	あらゆる肌質に向く、のびがよい。化粧品の材料	やや重い。化粧品の材料。高価	肌に浸透しやすい。スキンケア、ヘアケアに	低温で固まる。長期保存可。未精製は黄金色	皮膚への浸透性が高くスキンケアに向く。老化肌に

マッサージ用として使えるオイル（キャリアオイル）の特徴

植物油名（別名）	アボカド油（ワニナシ油）	オリーブ油	グレープシード油（ブドウ種子油）	ココナッツ油（ヤシ油）	ゴマ油（セサミ油）	小麦胚芽油（ウィートジャーム油）
科名	クスノキ科	モクセイ科	ブドウ科	ヤシ科	ゴマ科	イネ科
分類	植物油	植物油	植物油	植物脂	植物油	植物油
抽出部位	果肉	果肉	種子	果肉	種子	小麦胚芽
抽出方法	低温圧搾法など	低温圧搾法	低温圧搾法	低温圧搾法	低温圧搾法	低温圧搾法
主要脂肪酸	オレイン酸	オレイン酸	リノール酸、オレイン酸	バルチミン酸、ラウリン酸、ミリスチン酸、カプリン酸	リノール酸、オレイン酸	リノール酸、オレイン酸
その他の成分	ビタミンAなど	ビタミンEなど	ビタミンEなど		セサモリン・セサミン（抗酸化物質）	ビタミンEなど
酸化安定性	非常に高い	高い	非常に低い	非常に高い	高い	非常に高い
特徴	粘性高い。未精製は濃い緑色。老化肌・乾燥肌に	肌への浸透がとく、保湿効果が高い	肌へののびがよく、浸透性高く、軽い感触	常温で個体。飽和脂肪酸多く、融点は約25℃	基材に利用するのは無色透明。アーユルヴェーダでも活用	比較的粘性高い。ほかの植物油にブレンドして用いる

Message from Horiuchi

オイルを用いた「触れるケア」は子供に対してもできます。ただし、生後6カ月までの乳児には、前ページのマッサージオイル（ホホバオイルやスウィートアーモンドオイルなど）のみで、精油は使いません。全身はもちろん、手や足など部分的でもよいでしょう。撫でるように、優しく触れます。「いいお顔してるね」「今日は何して遊んだのかな」など話しかけながら行います。最初は5分～15分くらいにします。食後は避け、水分補給も忘れずにすることが大切です。

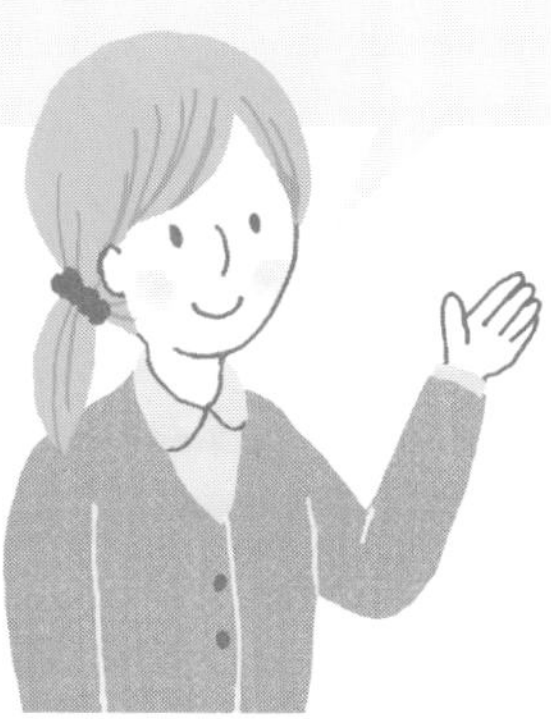

chapter 5

第5章

目で見る「触れるケア」の実技

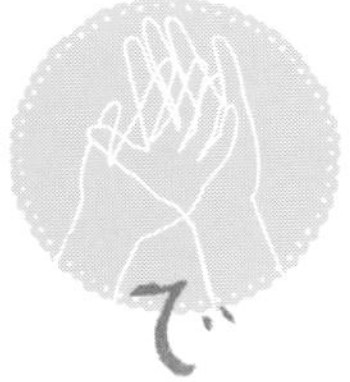

5 では、はじめましょう。

「触れるケア」基本の手の形

基本の手の形はいくつかあり、これは全てではありません。用いられる頻度の高いもの、ケアへの応用へとつながるものを挙げてみました。後半でも述べますが、同じ形でも、力の入れ方、動かし方で、様々な意味を持ちます。触れるときに、どんな手の形が相手にとって心地よかったのだろうか？を考える手掛かりとなりえます。実際にいくつかの形をご自身でやってみることで、新しい「触れるケア」を開発できるかもしれません。

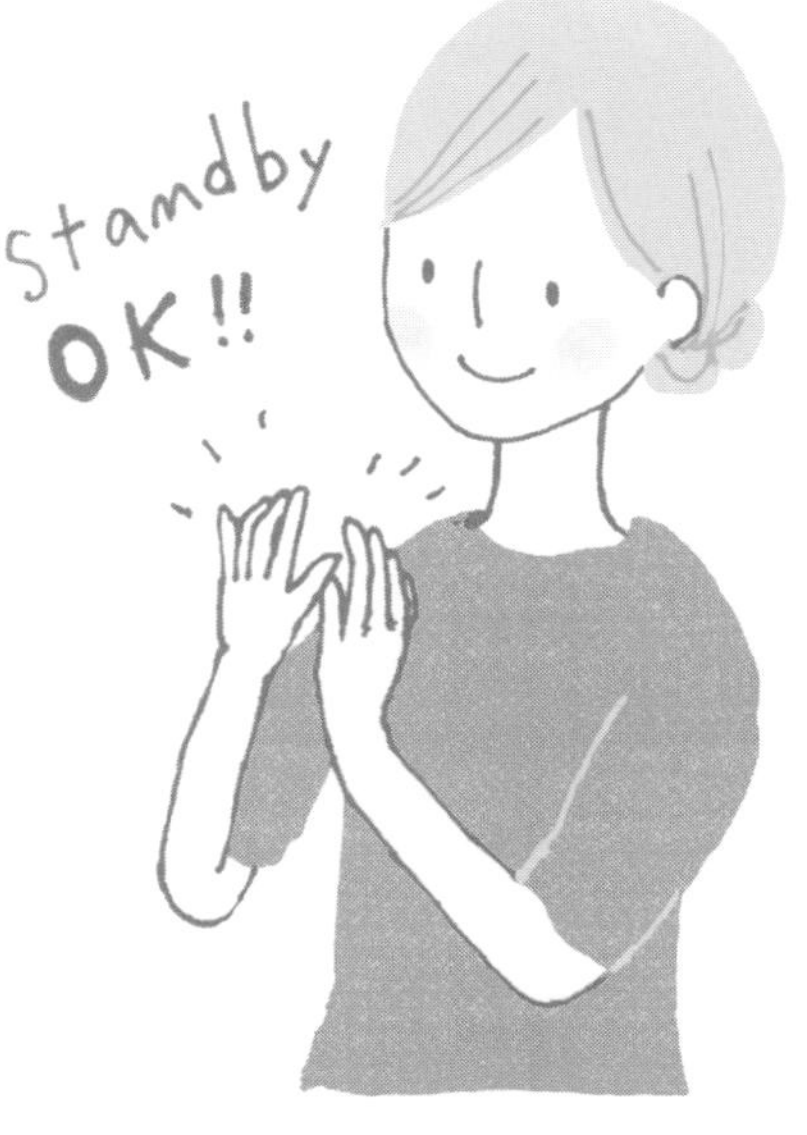

図1

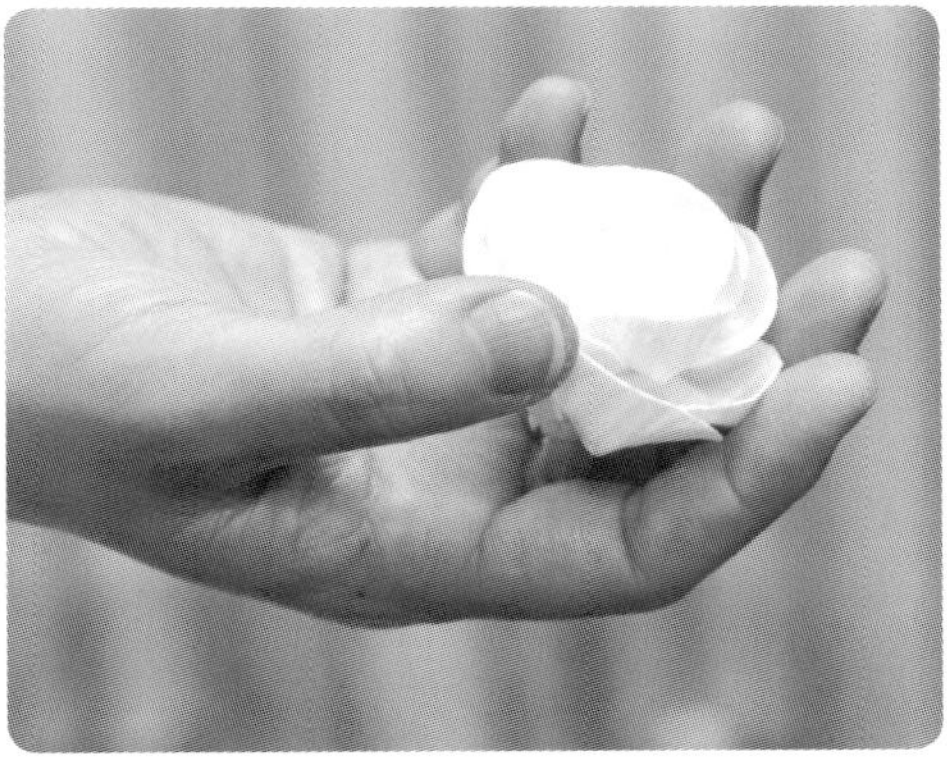

相手を優しく包み込むように触れる時の手の形や圧を表現しています。バラの花をもって、それが崩れてしまわないようそっと、丸く包んでいます。

図2

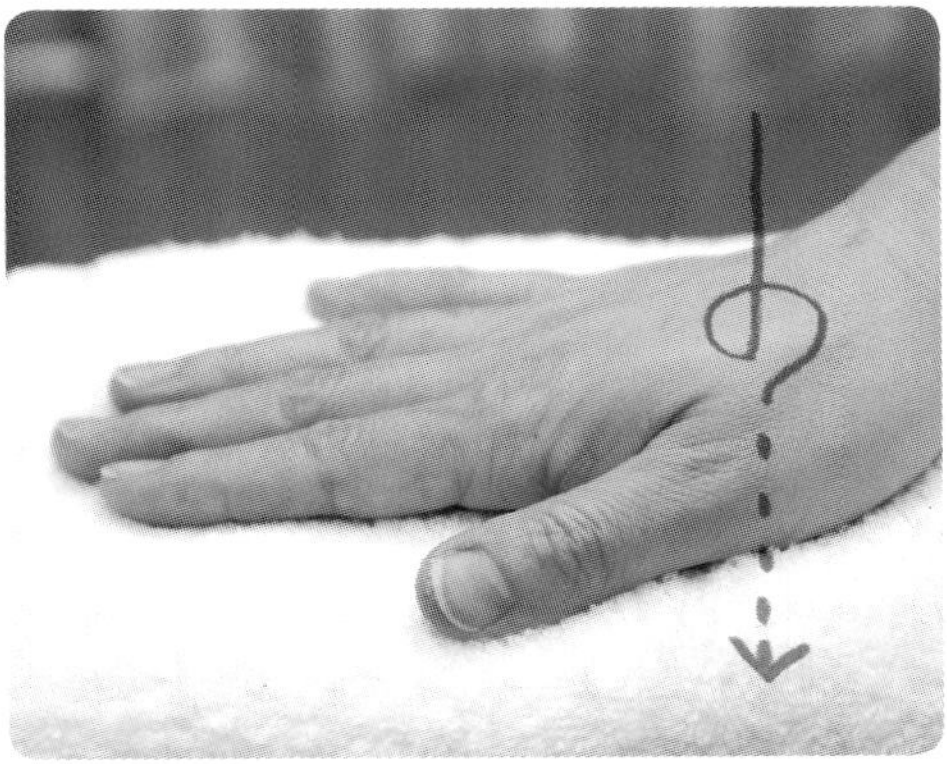

体の広い範囲に触れるときの手の形です。手のひら全体で皮膚を圧します。図の矢印は、触れた際、少し圧をかけるときの力の方向です。手のひら全体でゆっくり圧をかけますが、手のひら部分でやや円を描くようなイメージで圧をかけます。

図３と４は、連続した動きとして使えるものです。これは優しく撫でる動作よりも、やや深い圧をかける動作となり、緊張した筋肉をほぐすような働きかけをしたいとき役立つ形です。

図3

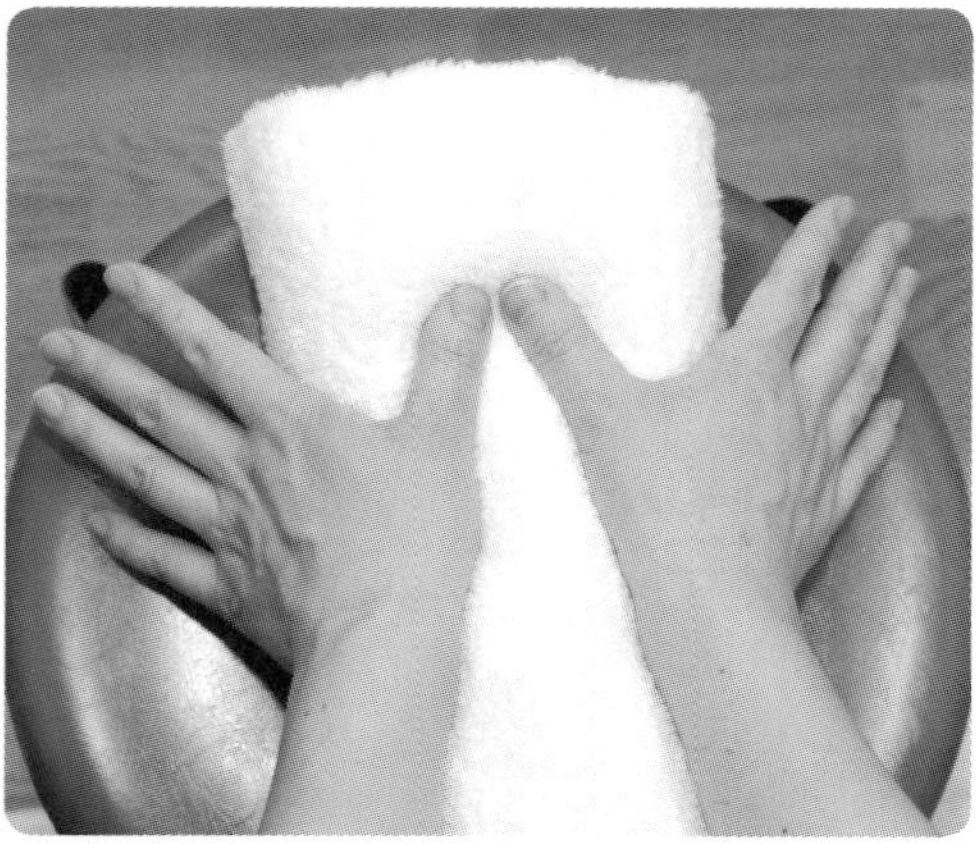

手足に触れるとき、実施する人の親指の腹、または手の付け根を使って、筋肉を左右に押し広げるときに用いる形です。コツは、筋肉にぴったり沿わせて行います。この動作は、発達した筋肉に対して行うもので、ふくらはぎや上腕などに行うと心地よさを提供できます。

図4

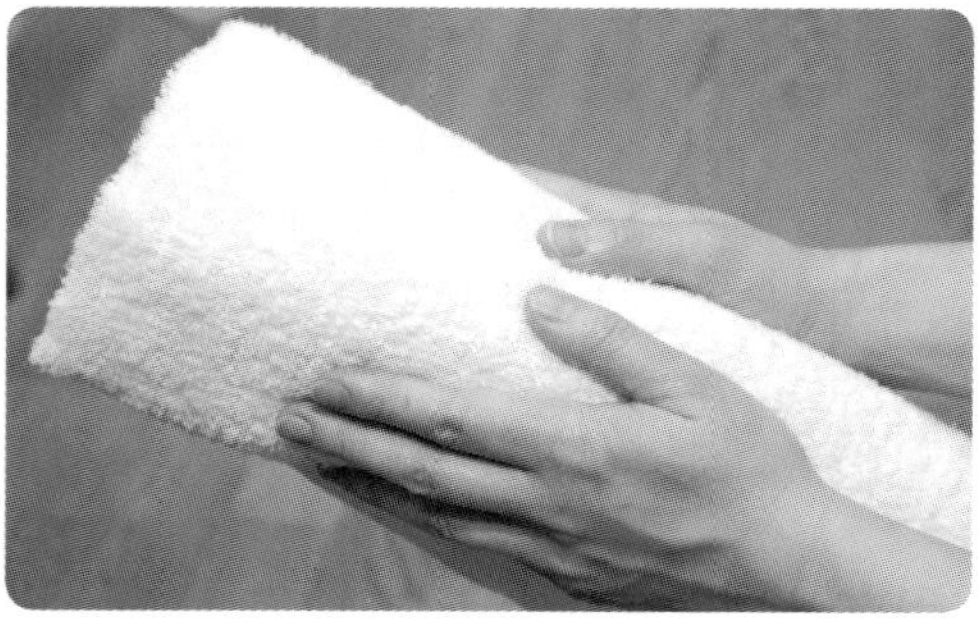

相手の手や足を握るよう形で、やや圧をかけながら、相手の体を押さえていくようなときに使うと効果的です。

図5

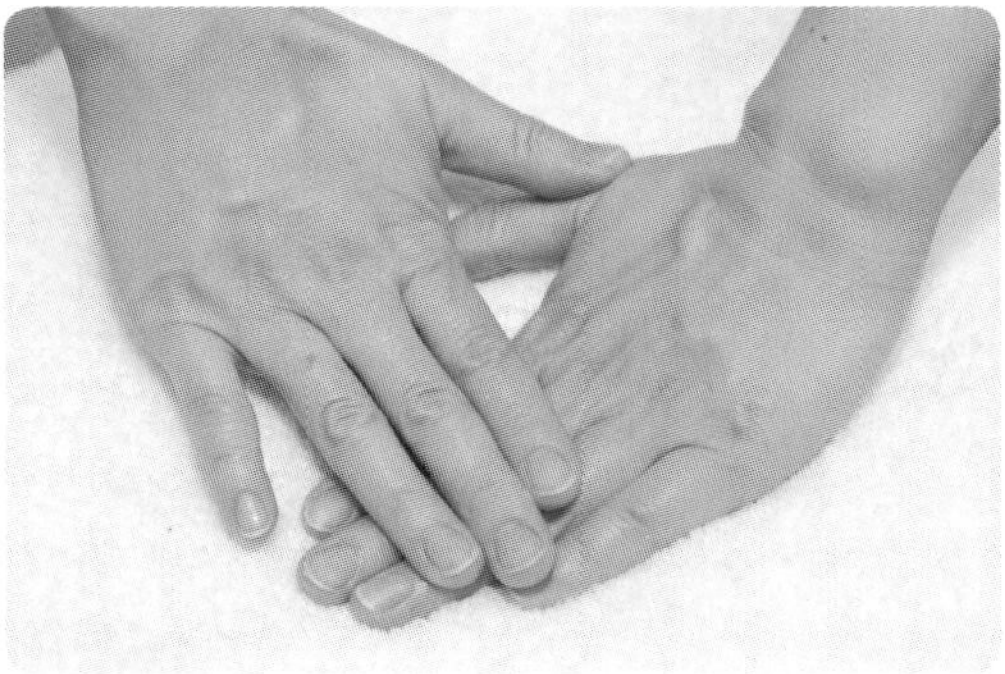

両手を使って相手の体に円を描くようにしながら触れるときに用いる形です。腰部、仙骨部などにゆっくり優しくこの手の形で触れると、触れている側の手の温かさが伝わり、安心感や休息感を得られます。

図6

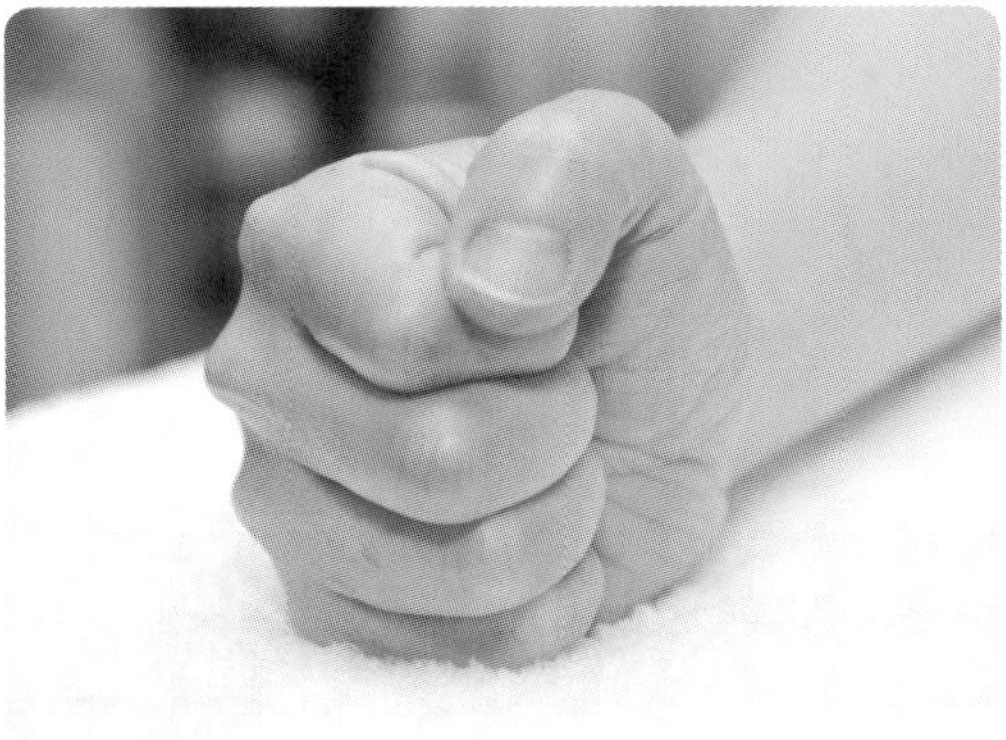

手を握ってジャンケンのグーの形を作っています。トントンとリズミカルに叩くような動作や、軽く握ってやや崩れたこぶしを作ることで、指の関節部分を用いた動きが可能となります。

例えば、握った中指の第二関節を、相手の足裏に滑らせると、相手にくすぐったい思いをさせず安定感のある滑らかな「触れるケア」を実践できます。この方法で、こめかみ部分を優しく刺激することもできますし、この形で半円を描くように動かすことで、仰向けに寝た姿勢の人の鎖骨下などへの「触れるケア」に応用できます。

図7

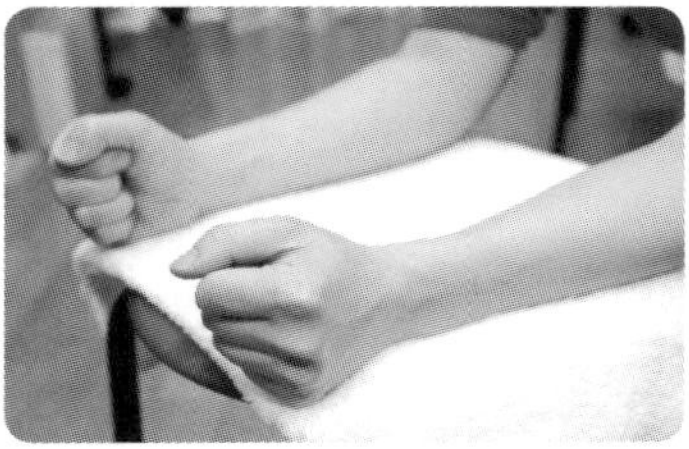

手と共に腕も使って、より広い面を触れる時に用います。相手の背部の筋肉をゆっくり伸ばす、ストレッチを行うような場面で活用できます。

図8

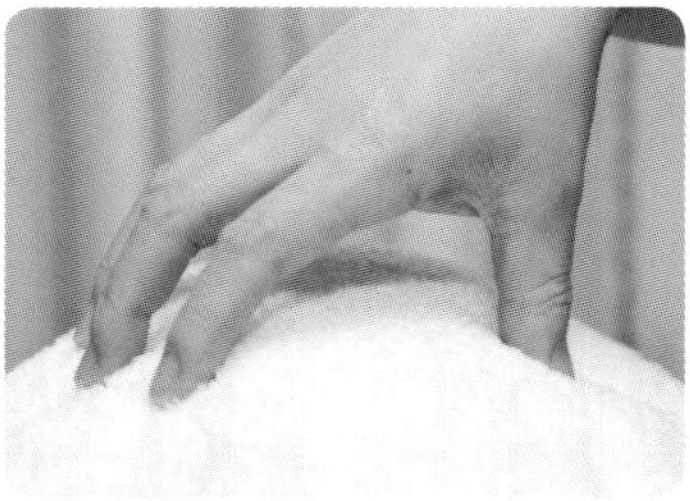

指の腹を使った触れるケアです。この形は、「手指の関節をどの程度曲げるのか、まっすぐにしたままなのか」で触れ方が変わってきます。シャンプーなどで頭皮に触れる際には、この指の腹を使った手の形になります。関節をゆるやかに曲げると優しい感じ、まっすぐにすると強い感じで触れるようになります。

図9

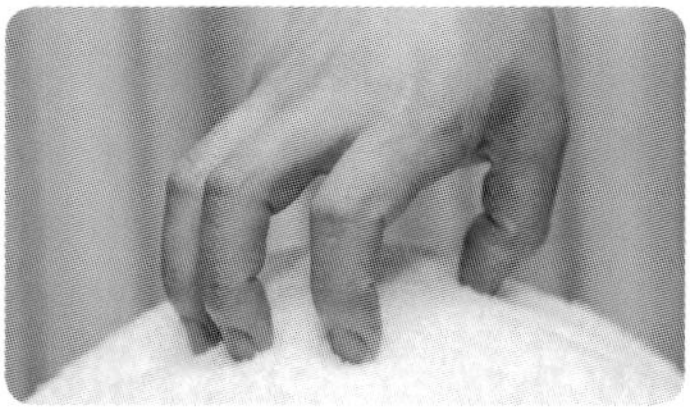

図8よりもさらに指の先を使った形です。これを用いる時は、爪を短く切っておかないと、相手を傷つけてしまいます。指先で触れるので、相手のからだとの接触面が小さいのが特徴で、相手の意識をからだに向ける効果があります。この手の形では、強く押すのではなく、相手のからだの上から下に向かって、両手を使って交互に動かすようにしながら、軽く触れます。あなた自身の指が羽になったようなイメージで軽やかに優しく触れます。あまりに軽いので、人によってはくすぐったいと言うかもしれません。軽いので、相手の指先まで触れるケアに使えます。

図10

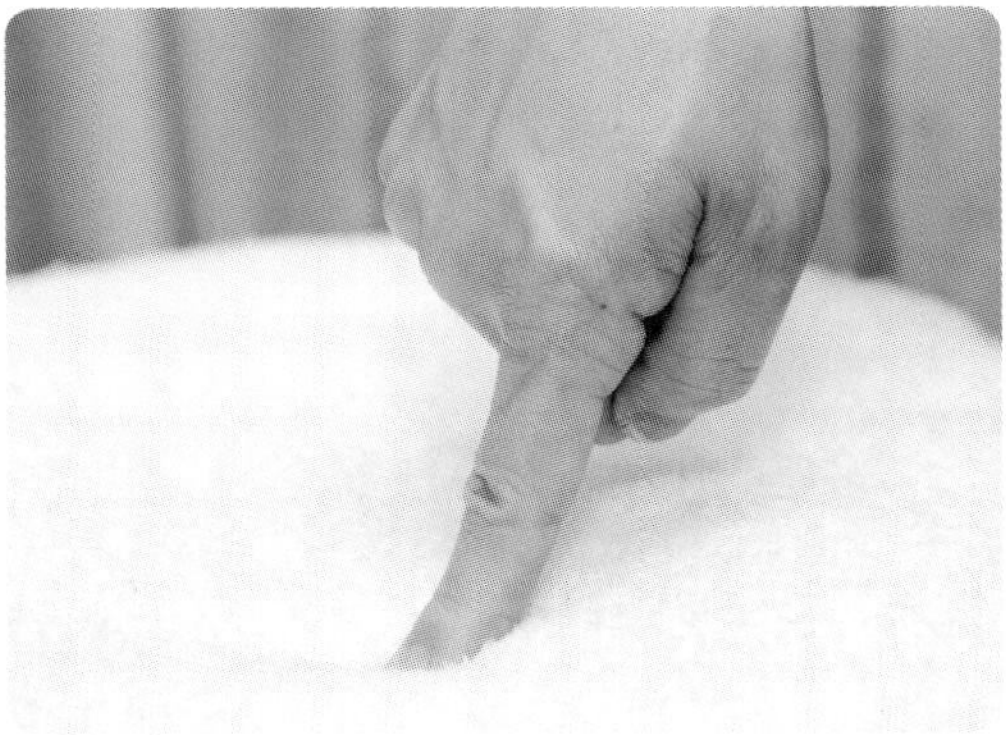

指1本1本を用いて触れる形です。相手のからだの部位を確認していく時や、トントンとかるく刺激する時に用います。突っつく動作の時にも用いる形なので、注意が必要です。突っつく動作は、相手にとっては攻撃をしかけられているというマイナスイメージにつながりやすいからです。図では、人差し指（示指）を使っていますが、親指（母指）や中指を使うこともあります。また、指を2本、3本合わせることで、相手の口の周りの筋肉を優しくほぐし、唾液の分泌を促したり、口の動きを滑らかにする働きかけに活用することができます。

図11

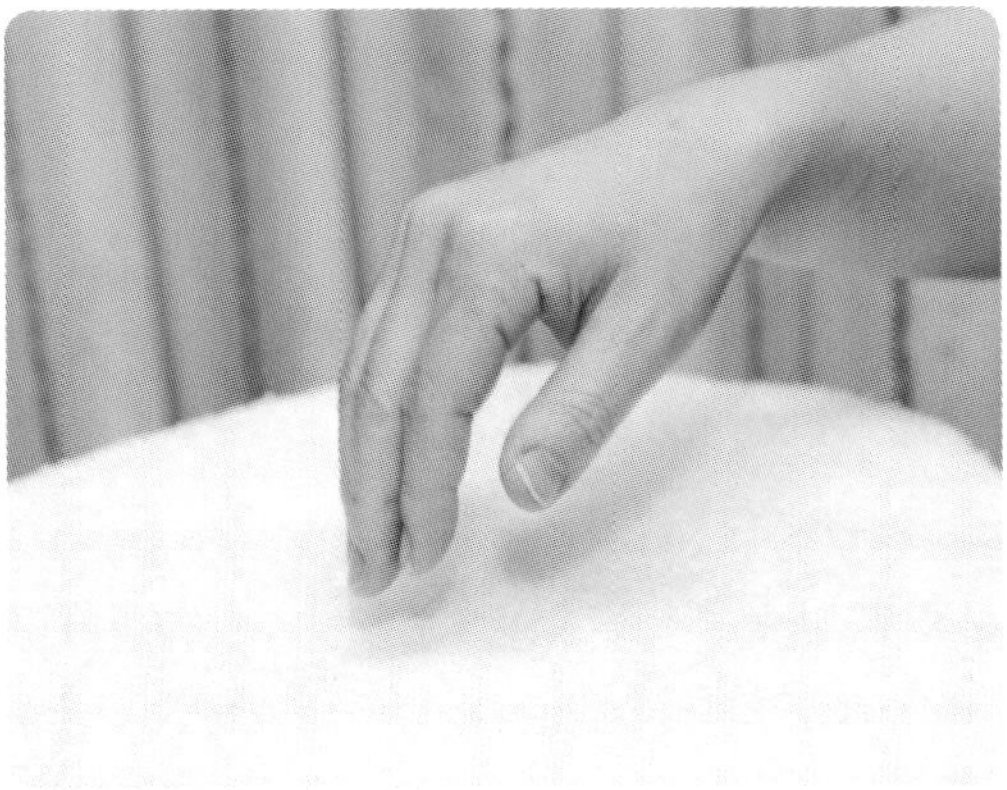

4本または5本の指を使って相手に触れるときの形です。相手の肩などとこの手の形でトントンと軽く刺激して、こちらに意識をむけてもらう時や、関節部分を図よりももう少し延ばしてそっと相手のからだに添えると、「わたしはあなたのそばに居ます」というメッセージを伝えることができます。

いくつかの手の形をご紹介しましたが、形はこのほかにも沢山あり、力の入れ加減や、「その形の手でどのように動かすか？」によって影響が変わります。力を抜いたり、入れたりしながらさまざまな形を作ったり、触れる方向を考えてみると可能性が広がります。

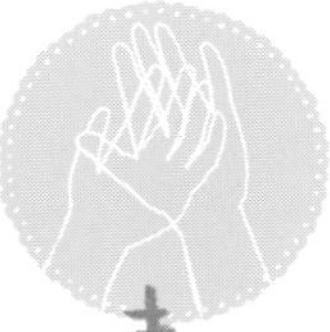

まずは手、そして足。

手と足は、「触れるケア」を始めるのに適した場所といえます。手や足は外からの刺激を受け取り、反応を返すのに人がもっとも良く使い、神経反応度も、他の部位に比べて高いからです。また、手や足は、背中などに比べ、触れられる側が自分の目で、触れられるところを目にすることができ、触れられている途中で、拒否したい時には、手足をひっこめるという動作で抗《あらが》えるからです。相手との関わりの中で、最も最初の段階でアプローチしやすい、手と足への「触れるケア」を「撫でる」「包む」といった動作を中心に実践してみましょう。

○実施する場合には、事前にパッチテスト（接触皮膚炎の原因を探る検査）を行う。
○オイルによって痒みや発赤が現れた場合は、拭き取る、または洗い流す。

1

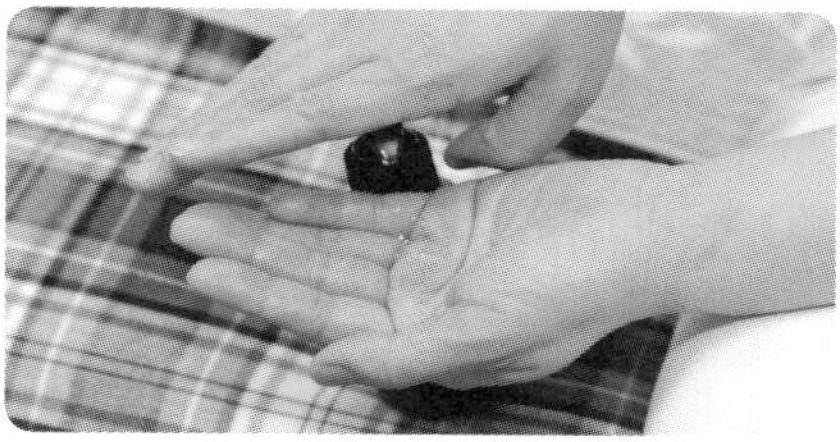

オイルを手に取ります。

2

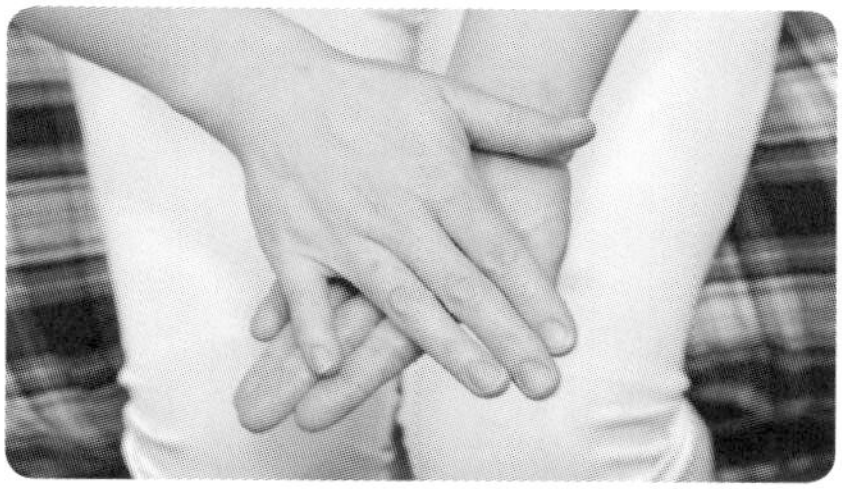

手のひら全体を使ってオイルをなじませます。精油を入れているオイルの場合、温めることで香りがたってくるので、それをたのしみます。

3

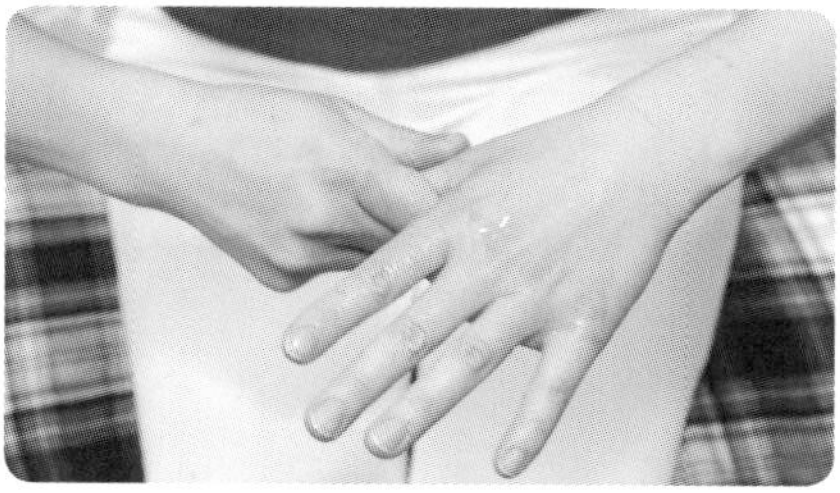

指先から手の中心に向け、1本ずつ触れていきます。

4

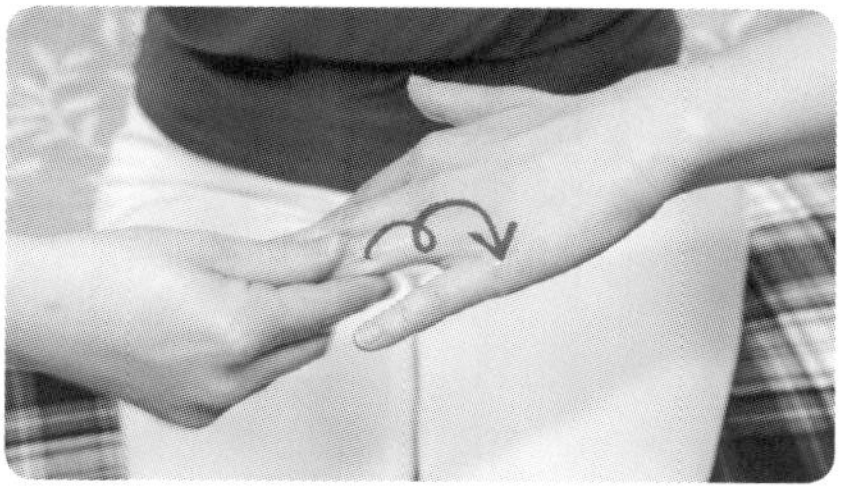

くるくると円を描くように触れます。指関節周辺は力を弱めます。

5

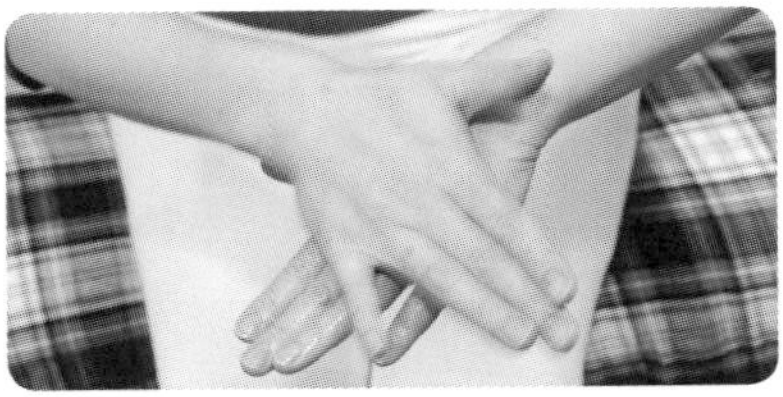

手背全体を撫でるようにします。

6

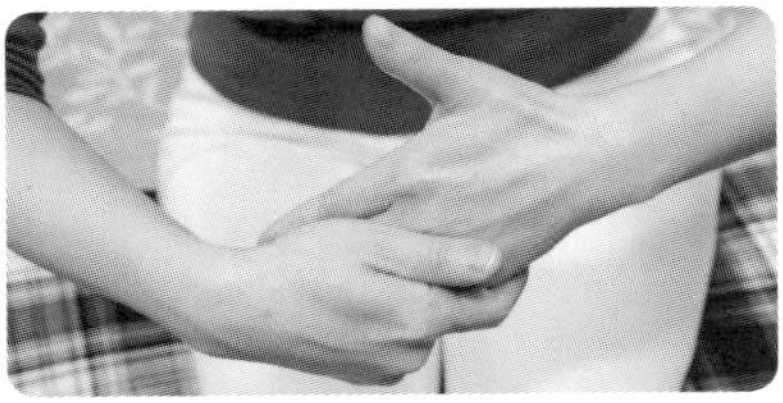

手を包みます。

7

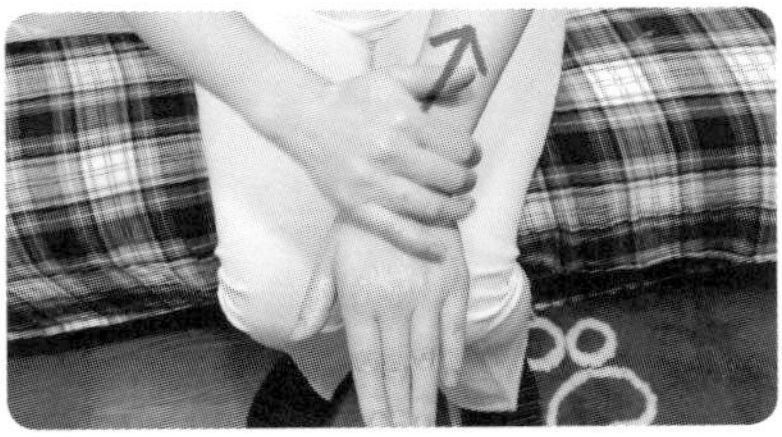

手首から肘にかけて長いストロークで撫でます。

8

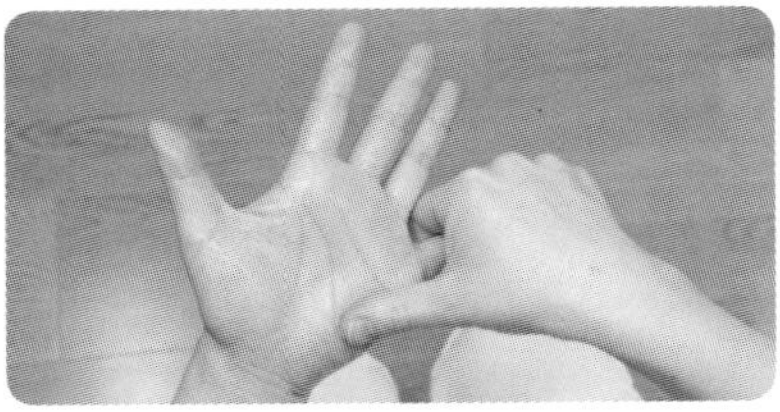

手のひら側も同様に行います。

9

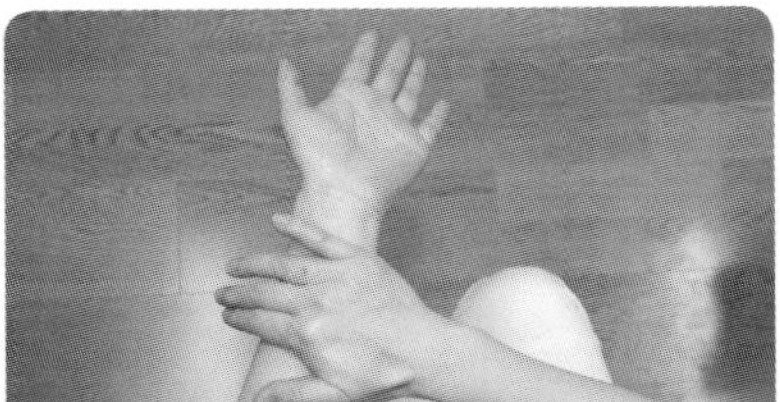

長いストロークで少し圧をかけ、ゆっくり触れます。

足への「触れるケア」

1

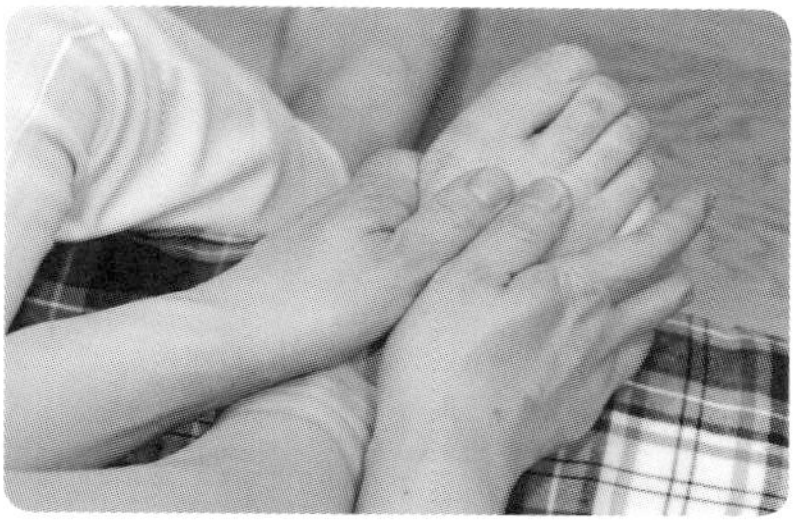

オイルをつけた両手で足を包みます。

2

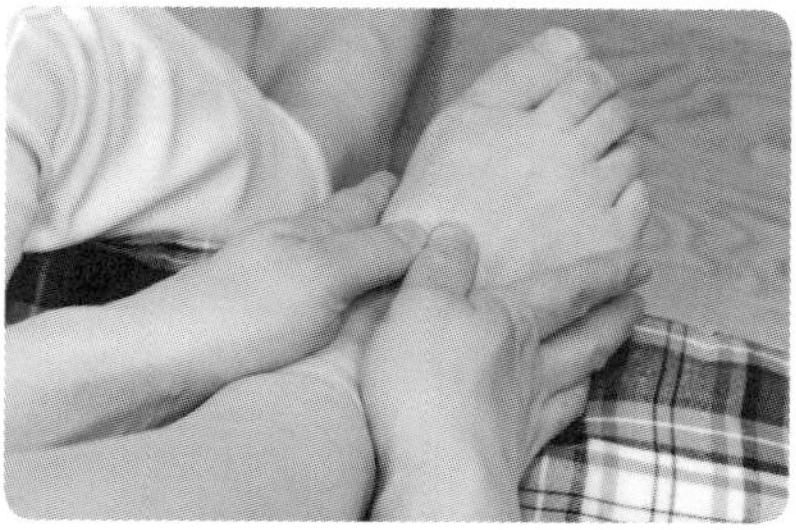

124ページの図4の手の形を意識しながら、足先から足首、ふくらはぎに向かって触れます。

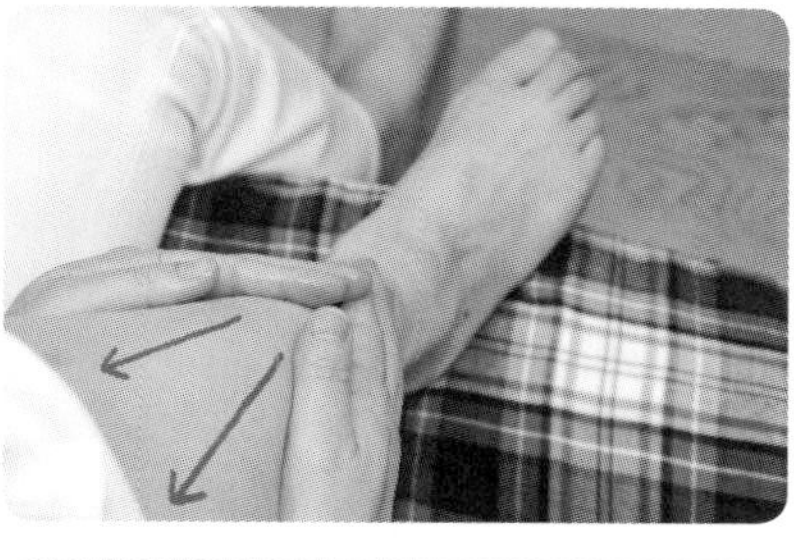

3

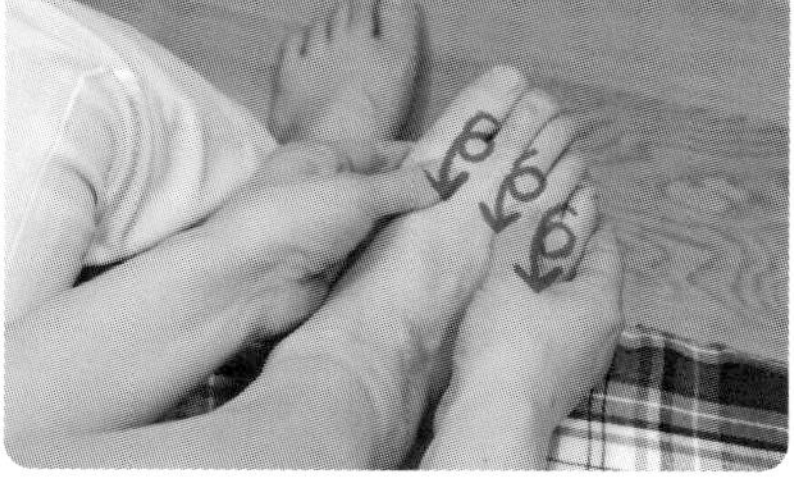

指先から足背に向けて回すようにしながら触れます。

4

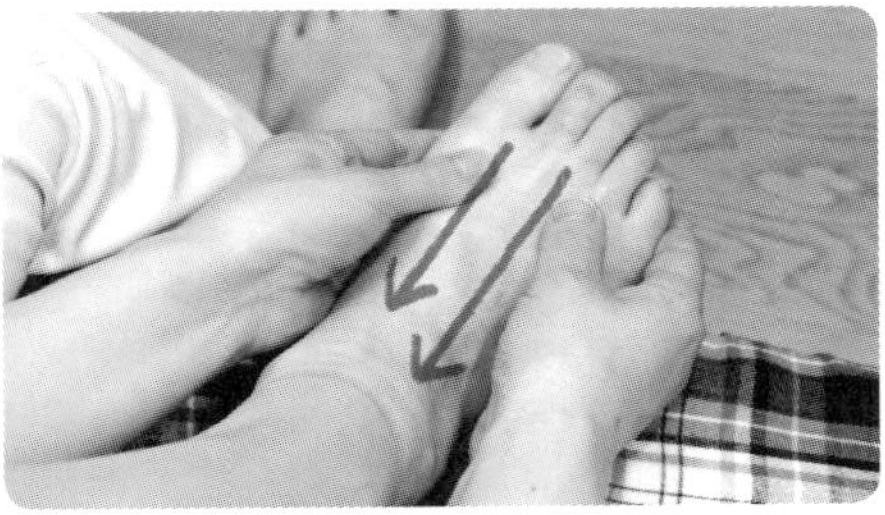

やや圧をかけながら矢印の方向に流すようにします。

5

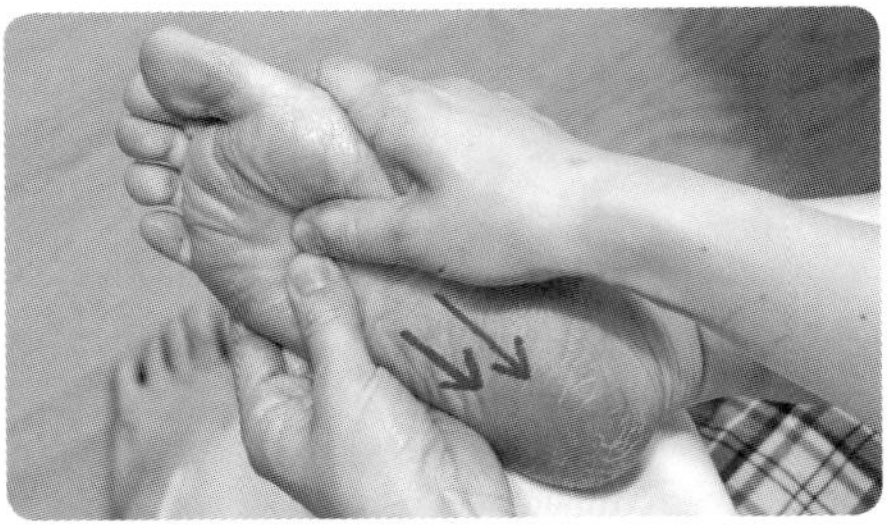

足の裏も親指を使ってやや圧をかけて矢印の方向に触れます。

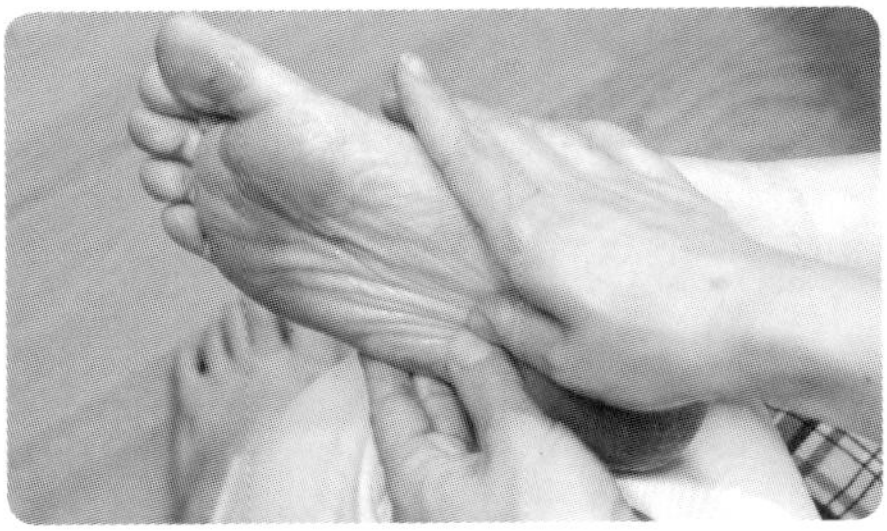

6

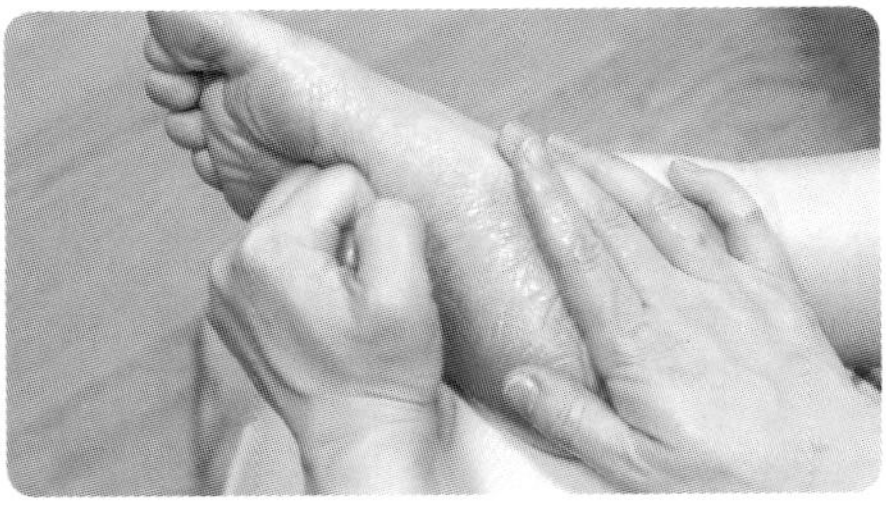

125ページの図6のグーの手の形を作って、足の裏に触れます。

7

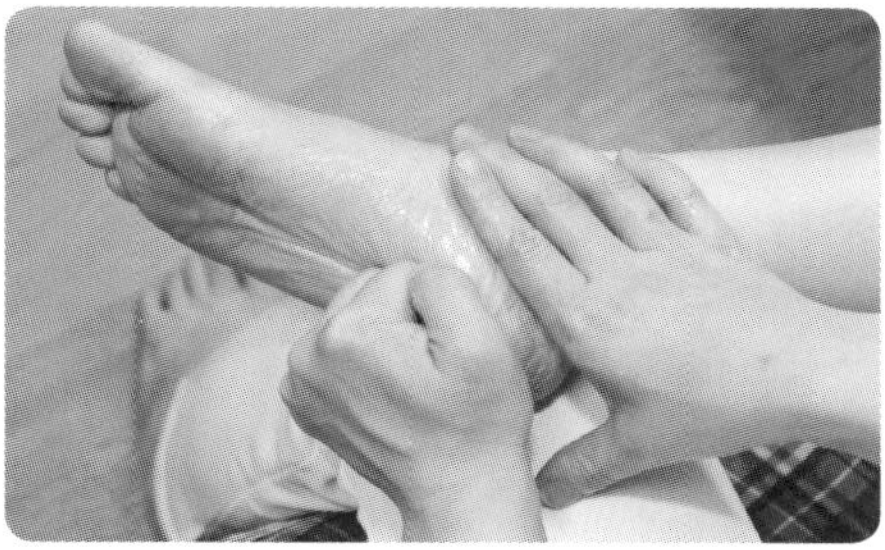

かかと部分もグーの手の形で触れます。

8

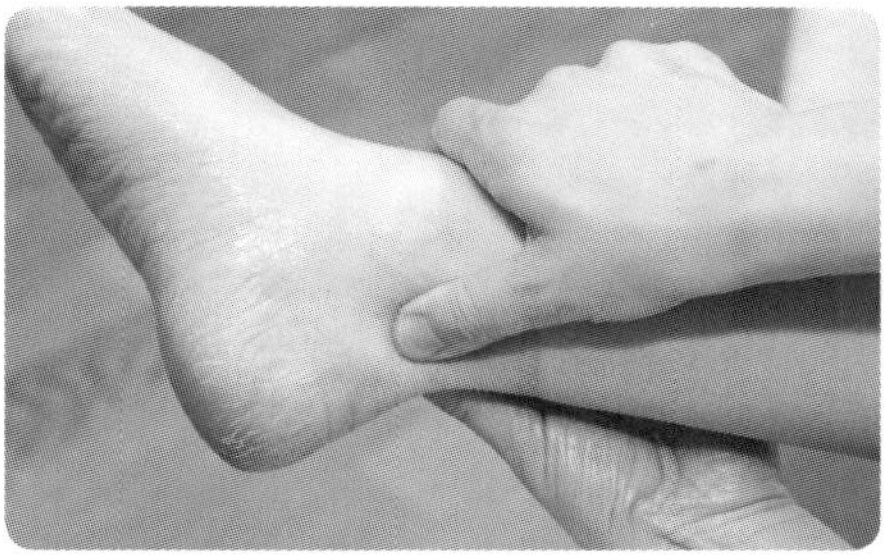

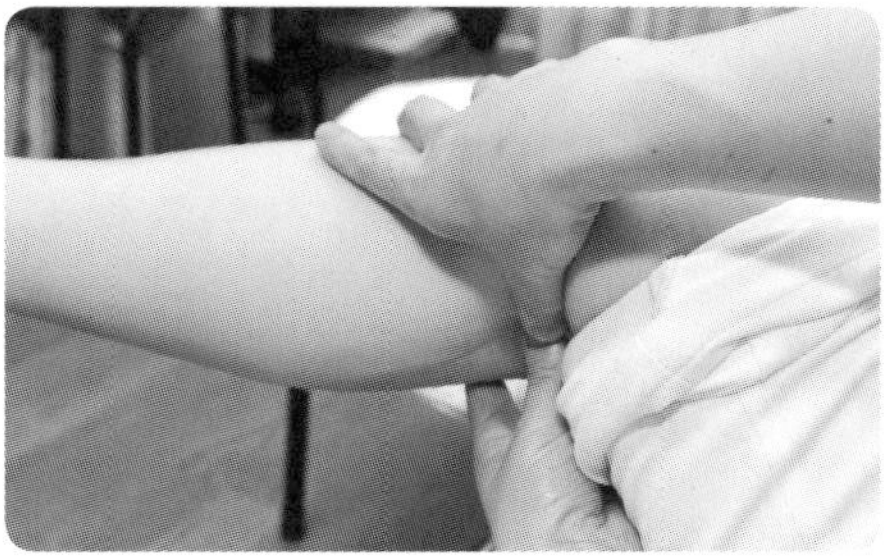

足首からふくらはぎにかけて長いストロークで触れます。

顔にもやってみましょう。

唾液の分泌を促す顔への「触れるケア」

「噛む・飲み込む」が困難な方に対して、唾液の分泌を促し、口の周りの筋肉を刺激する「触れるケア」があります。これは、健康な人にとっても大切なことです。ここでは、唾液を促す「触れるケア」を自分の顔に行なうことで、力の強さや手の置き方について体験してみましょう。

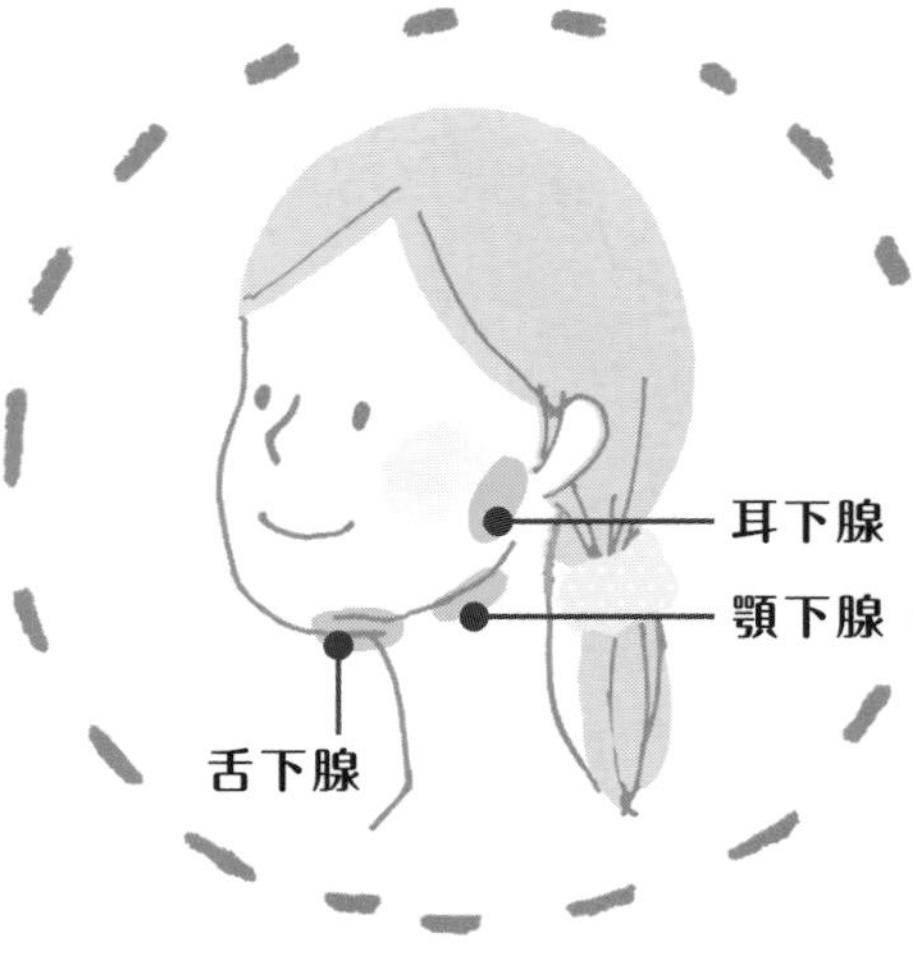

まずは、唾液の分泌に関係のある部位を確認します。

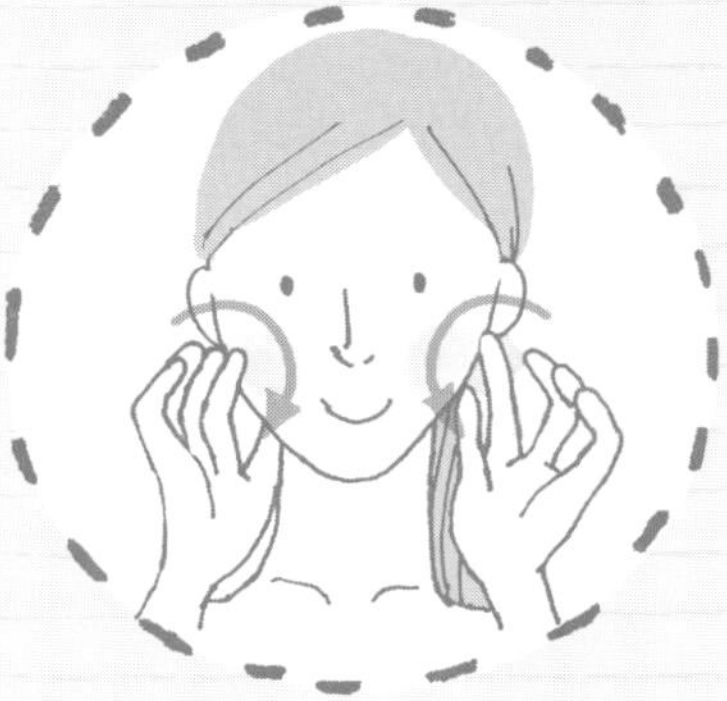

耳下腺（じかせん）

ひとさし指を耳たぶの下あたりを当てて、後ろから前へぐるぐる回すように押す。

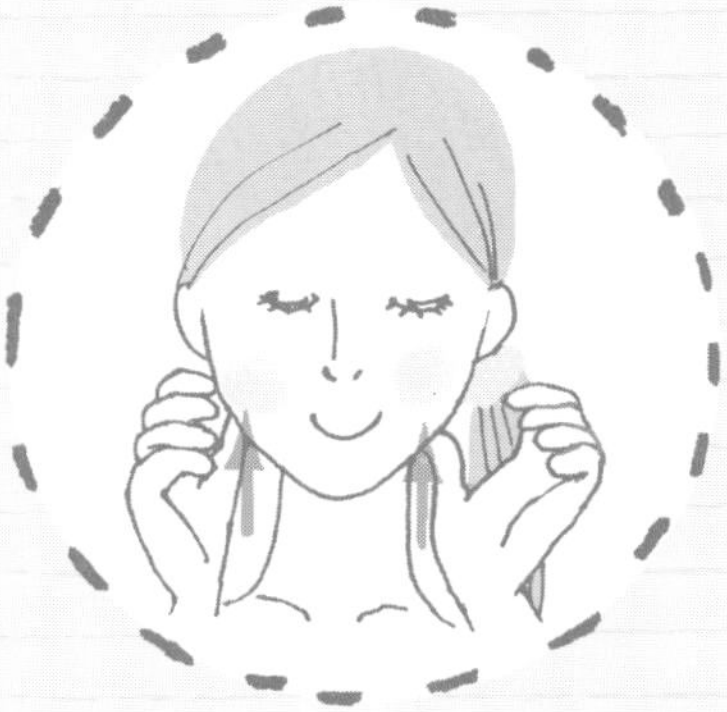

顎下腺（がっかせん）

親指をあごの骨の内側のやわらかい部分に当て、耳の下からあごの下まで5カ所くらいを順番に押す。

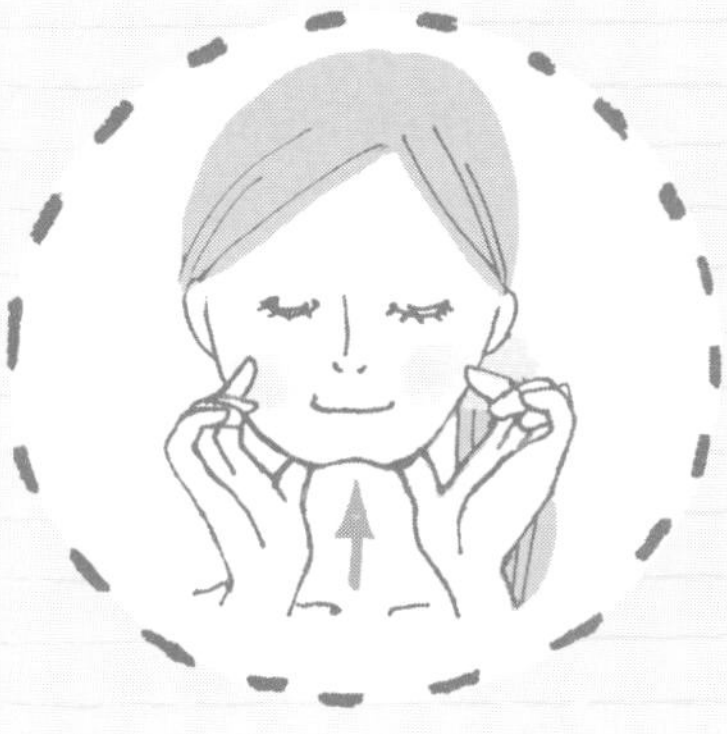

舌下腺（ぜっかせん）

両手の親指をそろえ、あごの真下から、舌をつきあげるように、グッと押す。

※この唾液腺体操は、花王のホームページ
http://www.kao.co.jp/pyuora/daisakusen/sakusen01.html
に掲載されているものを参考にしたものです。

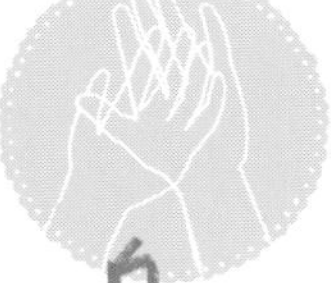

身近な人にやってみましょう。

自分以外の人に実施する場合には、まず、次の問いの答えを見つけてからはじめましょう。

準備…触れる前に確認すること

Q1 何のために相手に「触れる」のですか？

Q2 触れる相手は、どんな存在ですか？

Q3 あなたの関心は相手に向けられていますか？

Q4 費やせる時間はどのくらいですか？

Q5 あなたの準備（心・技術・環境）は整っていますか？

Q6 心地よく「触れ—触れられる」イメージは出来ていますか？

Q7 相手の準備は整っているようですか？

※事前にトイレなどを済ませてもらいます

相手が横になっているのか、座っているのかによって相手との距離や、あなたの姿勢も変わります。もちろん、手が届く距離でなければなりません。けれど、人はみなパーソナルスペースを持っています。個々人の持つ空間で、一種のなわばりで、たやすく他人には入ってもらいたくない広さです。いきなり、この個人空間に他人が入ってくると、侵入者とみなし、反射的に防衛本能が働くといわれます。

本人と向き合う時には、50ｃｍ〜60ｃｍの距離から始めます。

あなた自身も楽な姿勢をとるようにしましょう。

もし、耳の聴こえに問題を抱えている人や視力障害を持っている人に対して行うのでしたら、この距離は少し近づける必要がありますし、ベッドで体を横たえている人の場合にも距離は近くなります。

また、相手の正面に向き合うよりは、やや斜めにしたり、時には傍らに並ぶということも必要です。目の前にいる方の健康状態に合わせて応用していきます。

オイルを使う場合は、実施する場所にタオルをひきます。実施する場所以外は肌が露出しないようにします。

部屋は寒くないように温度や湿度に敏感になりましょう。

温度や湿度の調整と共に忘れてはいけないのは、エアコンなどを使う場合の送風の向きです。ある一定の時間、触れる場合、触れられている間、相手はある程度１つの姿勢を保持したままでいます。リラックスしてうとうとされるかもしれません。そんな時に、直接風がからだにあたっていると乾燥したり、後からからだに不快感が生じるかもしれません。温度・湿度と共に風の向きにも心がけましょう。

精油の入った香りのするオイルの場合には、オイルを自分の手の中でゆっくり温め、香りがたったところで、それを相手にも楽しんでもらいます。

ちなみに、香りは雨が降る前のようなお天気の時の方が優しくふんわり香ったり、香りを強く感じます。

お天気に合わせて香りの強さについても配慮できるとよりよいですね。

左ページの表に、初心者が使いやすい香りの組み合わせをご紹介しました。香りは１種類を単独で用いる方法以外に、組み合わせて使う方法もあります。組み合わせる時は、初心者の場合、２種類か３種類までとします。

組み合わせは、自分で使う場合は、好みでよいかと思いますが、香りのも相性があり、相乗効果を発揮する場合や、逆に相殺してしまうこともあります。自分でいくつか試してみると、楽しみも広がります。

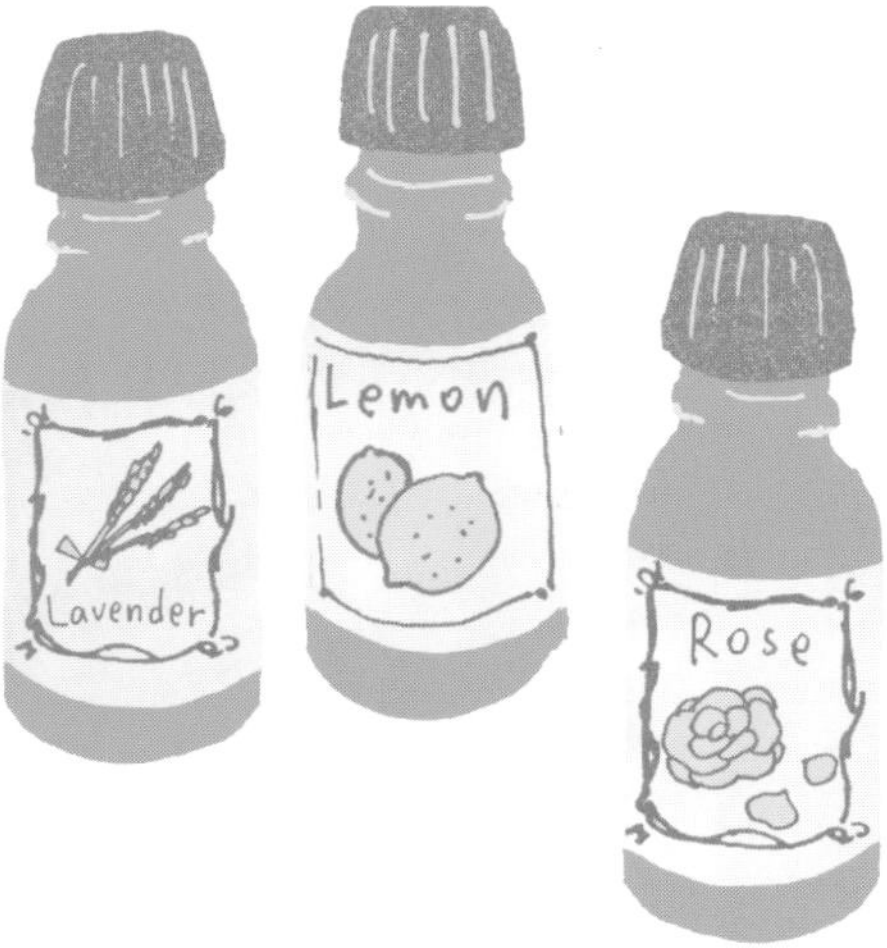

香りの特徴と名前

香りの特徴	**柑橘系の香り** ユウウツな気分を明るく、不安を緩和させるような作用があるといわれています。室内に香らる場合は、精油をわざわざ購入しなくとも、食べるレモンやオレンジなどを使って、紅茶に入れたりしてもいいですね。柑橘系オイルは、肌に使った後は日光にあたるとシミなどの原因になるため、使用後しばらくは日にあたらないことが大切です。	**花の香り** ホルモンバランスを整えるといわれ、月経前・中・後で使い分ける人もいます。ラベンダーは、月経痛や頭痛の緩和に用いている人もいます。	**スッキリハーブ系** スッキリとした香りは、集中力を高めたり、筋の緊張を適度に和らげる作用があるといわれます。
香りの名前	**オレンジスウィート** 血行を促進して、代謝を向上させたり、皮脂の分泌抑制にも働きかける成分があるといわれています。	**ゼラニウム** バラの花に似た香り。気持ちが落ち込みがちな時にも心を元気にしてくれるとか。	**ペパーミント** 清涼感のある香りは、気分をしゃきっとさせてくれます。口臭や体臭の解消や、筋肉のコリなどを緩和させてくれる幅広い活躍の期待できる香りです。
	レモン 気持ちが落込みがち、不安…という時に心を鎮め、明るく、気分転換を促してくれるような成分で構成されている香りです。	**ローズ** ダマスクローズ、ローズオットーとして売られています。幸福感を与える香りともいわれます。	**ローズマリーカンファー** からだを温め、冷えやむくみ、肩こりなどの解消に役立つといわれる香りです。交感神経を刺激し、集中力を高める成分が含まれているといわれます。
	グレープフルーツ 食欲抑制に働くともいわれ、最近、ダイエット商品にこの香りが使われるようになってきました。	**ラベンダー** 種類が多ので表示を良く見て選ぶことが大切。多めに使うと元気に、少なめだとリラックスを促すといわれます。	**ティートゥリー** ツーンとした香り。オーストラリアの先住民の方々は、この葉を使って感染症を治療していたというほど殺菌力が認められている香りです。
	マンダリン 柑橘系の中では、作用も穏やかで、皮膚に使う場合には、子供や妊婦さんにも安心して使える香りです。神経が過敏になっている時に、ほっとさせてくれる香りです。		**ユーカリ** 鼻のとおりがよくなるスースーする香り。「のど飴」などの香りでおなじみの方も多いでしょう。花粉症や風邪の引きはじめにこの香りを嗅ぐとよいようです。

最初に相手に触れる時は、最も大切な瞬間です。優しく、相手を驚かさないように触れましょう。

びくびく触るのはNGです。相手の呼吸に合わせ、あなたの手をあいてのからだの形にそわせること。

手や足などは、しっかり支えることも必要です。

触れ始めと同様、あなたの手を相手のからだから離すときにも丁寧に、優しく行う必要があります。最後に、あなたの関心が、ケアの後の後片付けや、次の予定に向いていると、相手は自分をみてもらっていない不安定な感じになったり、満足を得られずに終了してしまいます。

1

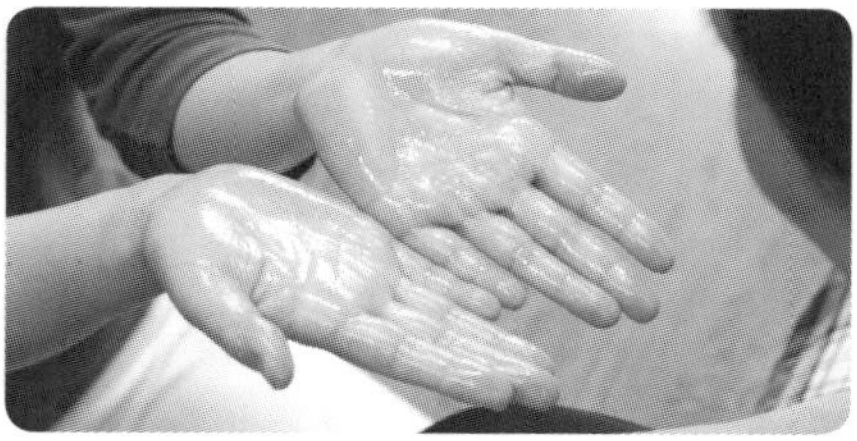

精油の精油の入ったオイルを使った場合、香りがたってきたら、相手に香りを楽しんで頂きます。

2

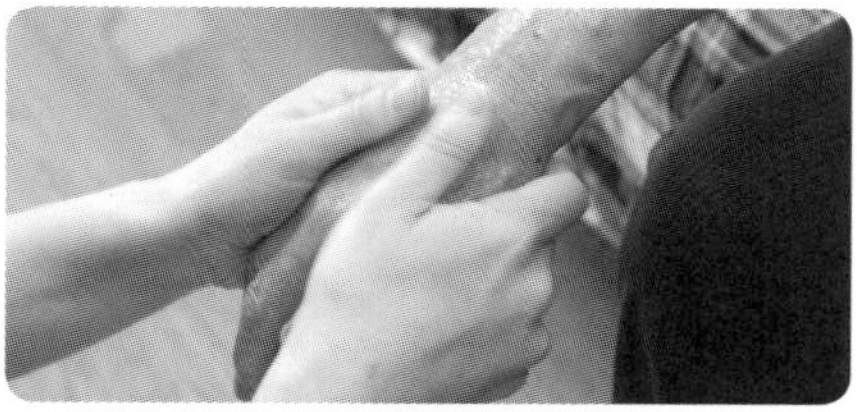

手を優しく包みます。この時に改めて、触れて痛みがないかどうか確認します。

3

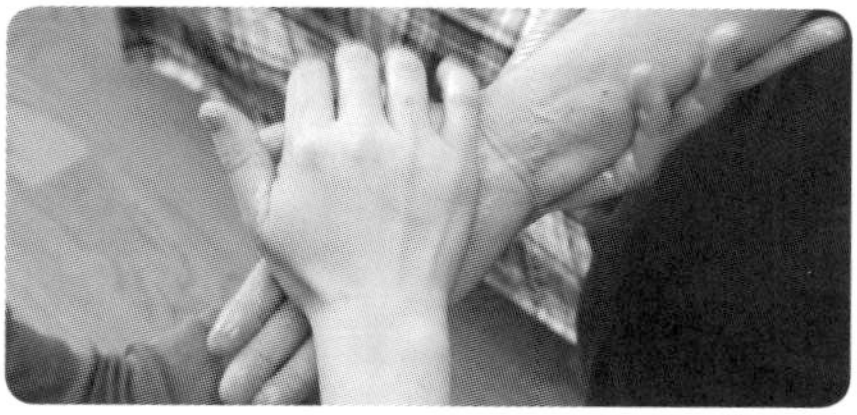

オイルを手全体に塗ります。

4

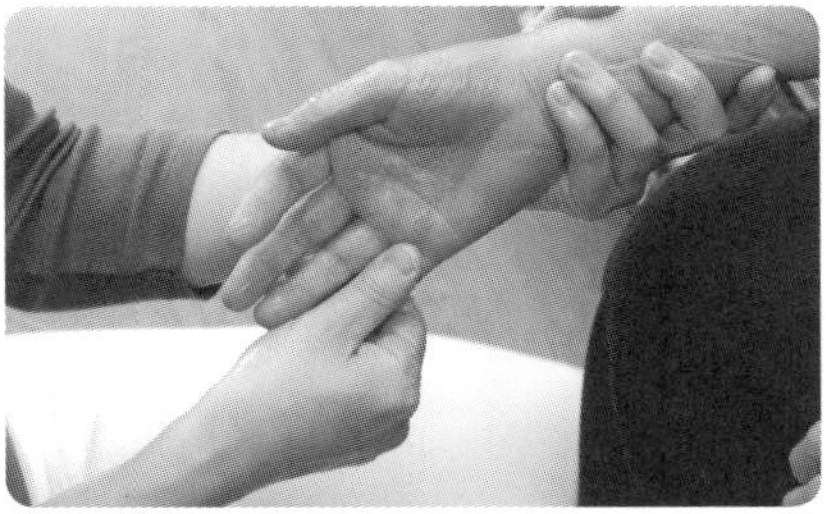

129～130ページの自分への触れるケア同様、指先から触れます。この時、相手の手を支える側の手の位置や力にも注意を払いましょう。

5

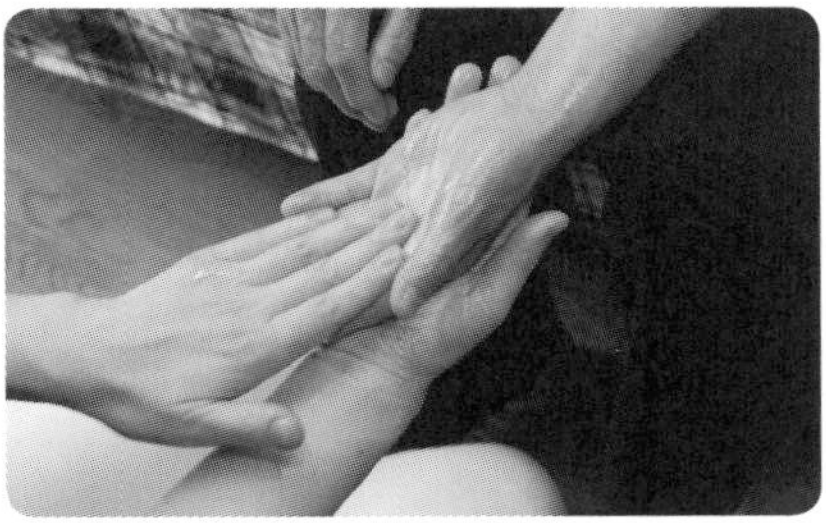

関節部分は力を抜きます。変形の有無を観察し、動かしづらいことはないかなど確認しましょう。

6

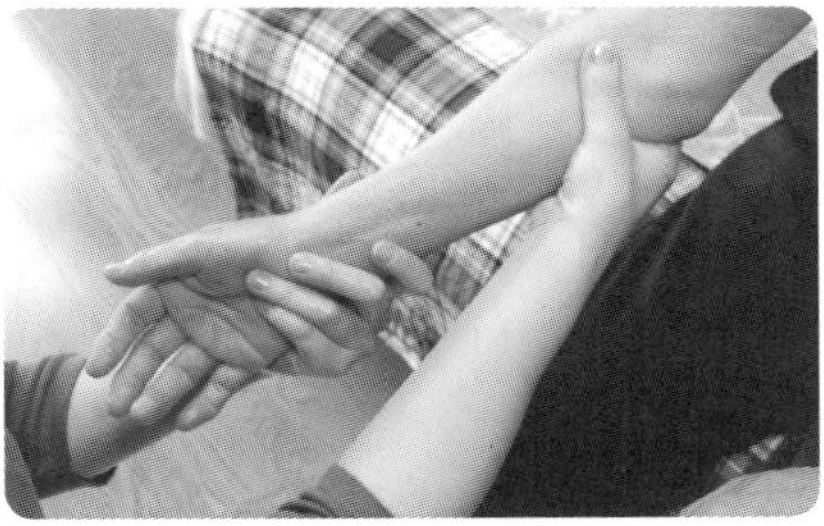

指が終わったら、手のひら全体に触れます。

7

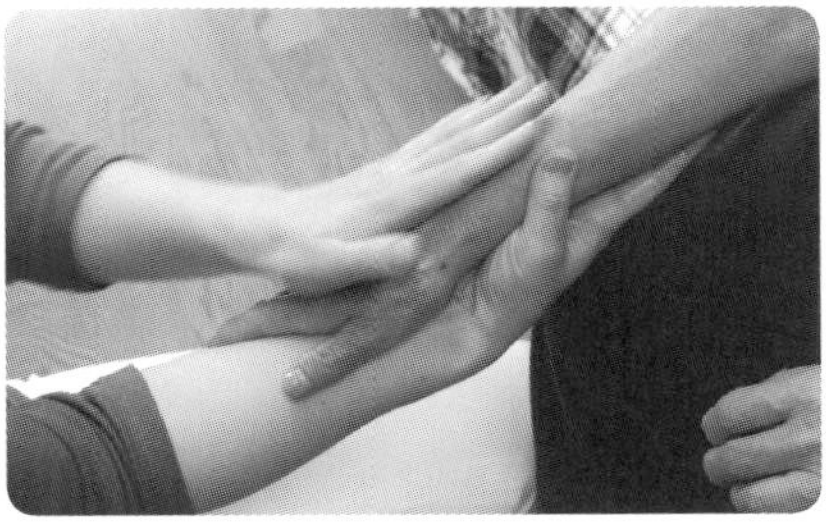

手首から肩の方向に向けて流すように触れます。

背部への「触れるケア」

背部は、体の中で広い面積を持ち、大きな力と可動性をもっています。中央に背骨が走り、神経も通っており、この場所への心地よい働きかけができれば、心身ともに大きな影響を与えると考えられます。

看護師は、全身清拭や、痰の喀出を促す時などで背部に触れる機会が多いと思います。そうした場面で、ご紹介する方法を取り入れて頂いても良いのではないかと思います。

また、ストレス社会といわれる最近、自律神経系のバランスが乱れがちの人が増えてきました。

背部への「触れるケア」はストレス

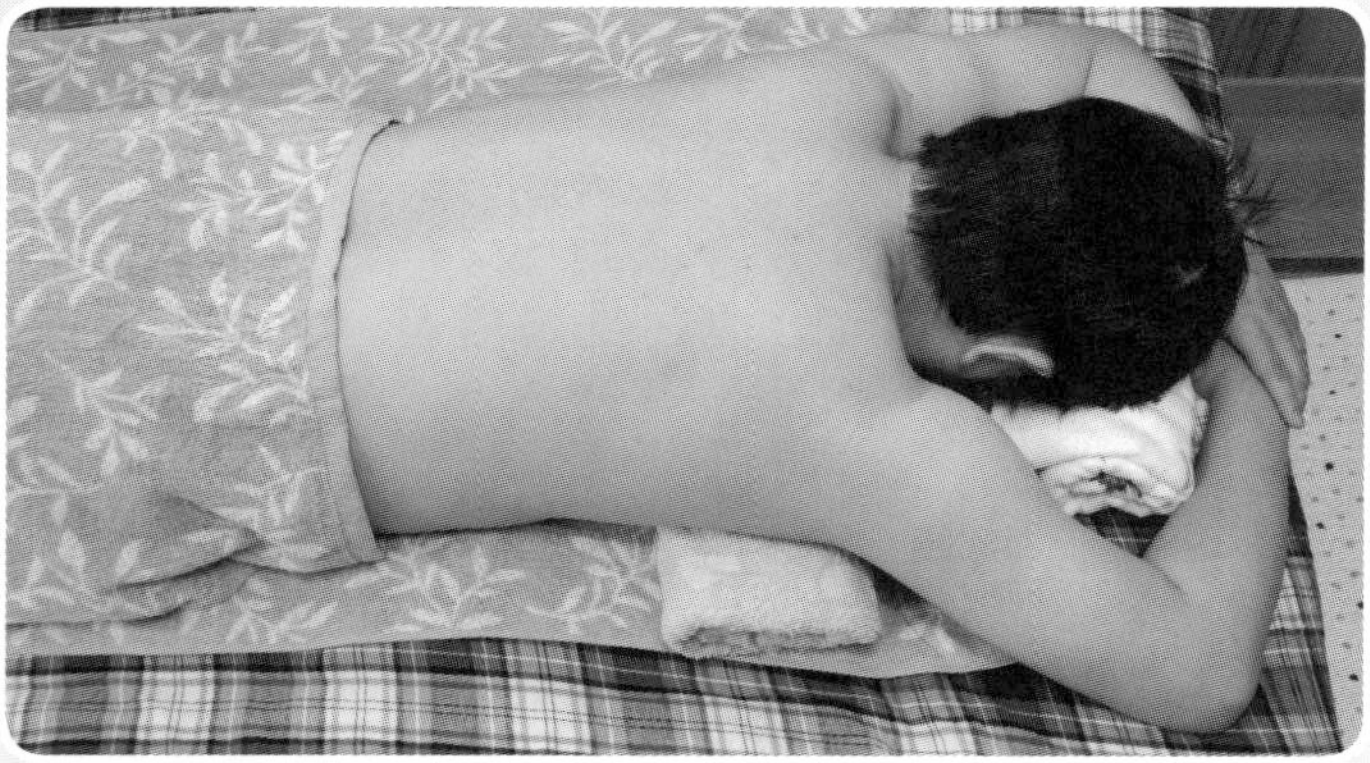

背部への触れるケアの時に相手にとってもらう姿勢の一例

額と胸の部分にタオルをあて、顔の部分が押し付けられないようにしています。オイルを使って肌に触れる場合、触れる部分を露出すると同時に、触れない部分はしっかり覆います。部屋の温度・湿度にも気を配りましょう。

緩和ケアとしてもどうやら役にたちそうなのです。背骨をまっすぐにして、姿勢を整えることで、呼吸も整い、脊髄へも作用するようです。背骨に沿ってまっすぐ長い線で撫でることは、ストレス緩和ケアとして取り入れていけそうです。

背部への「触れるケア」は、左の図のように相手にうつぶせになってもらうことで、背中がよく見え、触れやすくなります。看護師は相手の横に立ち、両手でゆっくり相手の体に触れるところからはじめます。

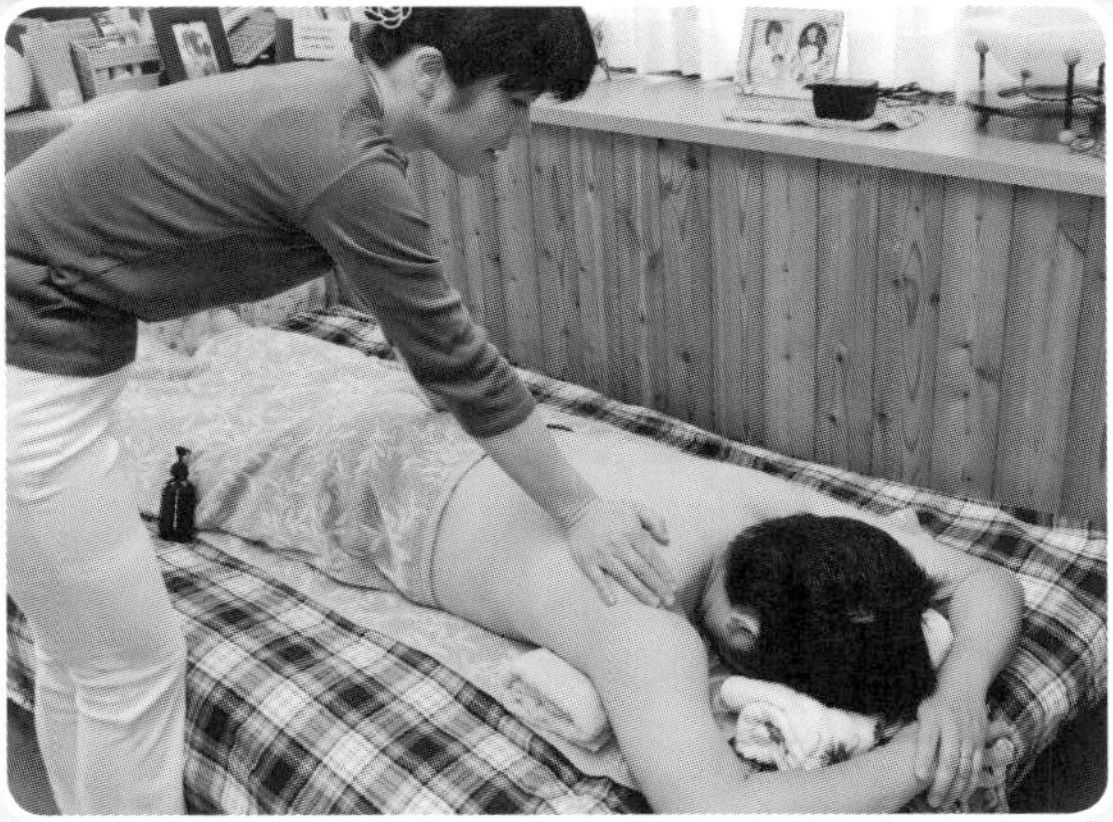

看護師とクライエントの位置

設定された環境によって、看護師がクライエントの頭側に立つこともあるでしょう。ただ、最初の段階で頭側に立たれると、威圧感を与えることがあるので、緊張が高い人に行う場合は、脇に立つほうが望ましいでしょう。

図は、オイルを使って触れることをイメージし、皆さんに分かりやすく見ていただくために、肌を露出した形の図ですが、実際は、オイルを使う場合でも、手が保温とプライバシーを考え、触れるケアに必要でないところはバスタオルで覆います。

また、オイルを使わない時には大きなバスタオルを背中に当てて行います。

原則として、末梢から中枢へ手を動かしていきます。図の矢印が方向をあらわしています。

肩甲骨周辺などの筋肉がこわばっていたり、下肢のひえやむくみがある場合などはアレンジして方向を工夫することもあります。

円背が進んでいる人、呼吸苦や腰痛がある人…などは、横向きになってもらったり、座ってもらったりするなどして体位を工夫します。相手に、ベッド上で座位をとっていただく場合は、相手の方がクッショ

1

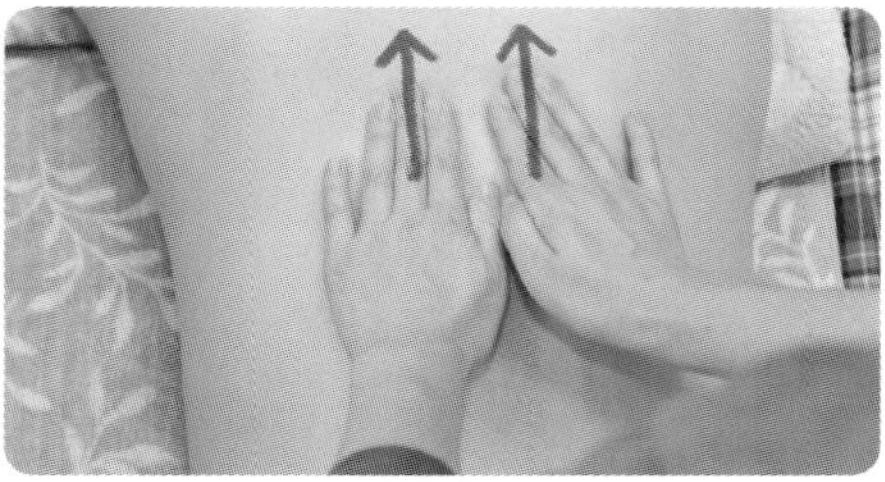

オイルを片手につけて、背骨に沿って、腰の方から肩の方に向けて長く大きいストロークで触れます。
背骨の上は押さないこと!

2

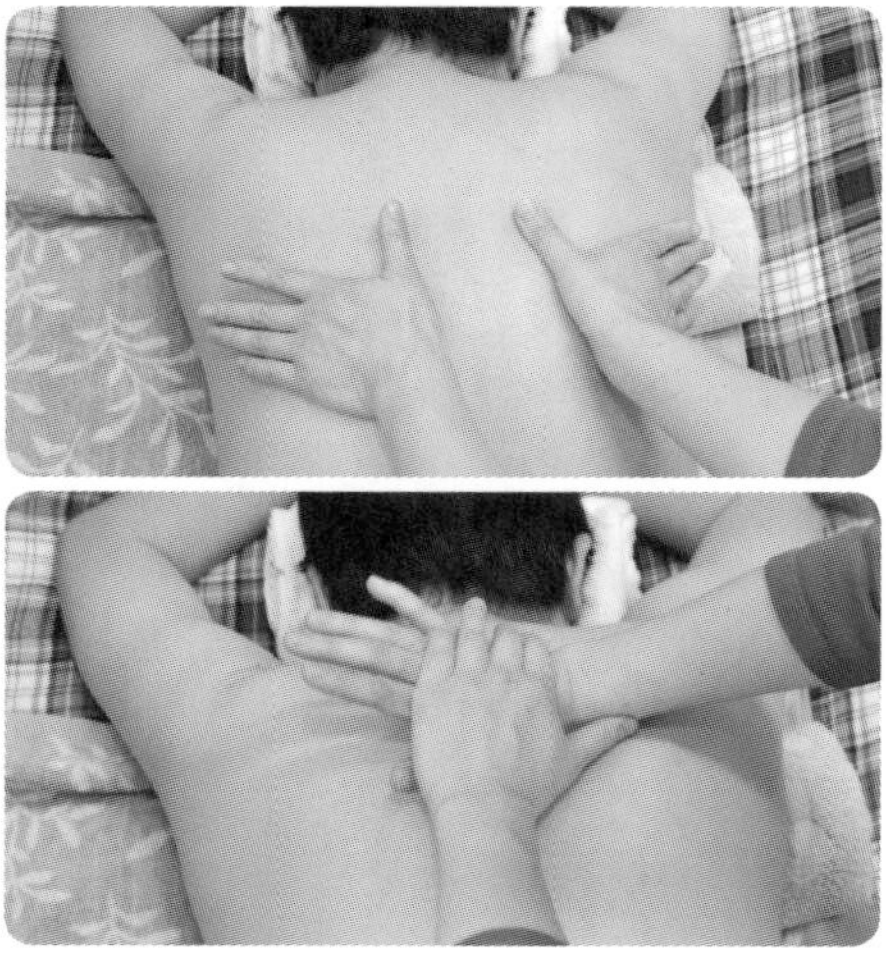

肩から肩甲骨にかけては、骨に沿わせるようにします。僧帽筋など筋肉部分は、125 ページの図 5 の手の形を作り、手根部を使って触れると圧が心地よくかかります。

ンや枕を抱きかかえるようにしていただくとよいでしょう。

背部を行うときなどは、特に「触れるケア」を実施するあなたの呼吸を整え、実施しながら、相手の呼吸のリズムと撫でるスピードをあわせるようにします。

呼吸が乱れている相手の場合には、触れるスピードをゆったりと、通常の呼吸回数(年齢にもよりますが1分間に18回~20回のペースを目安に)触れていきます。

3

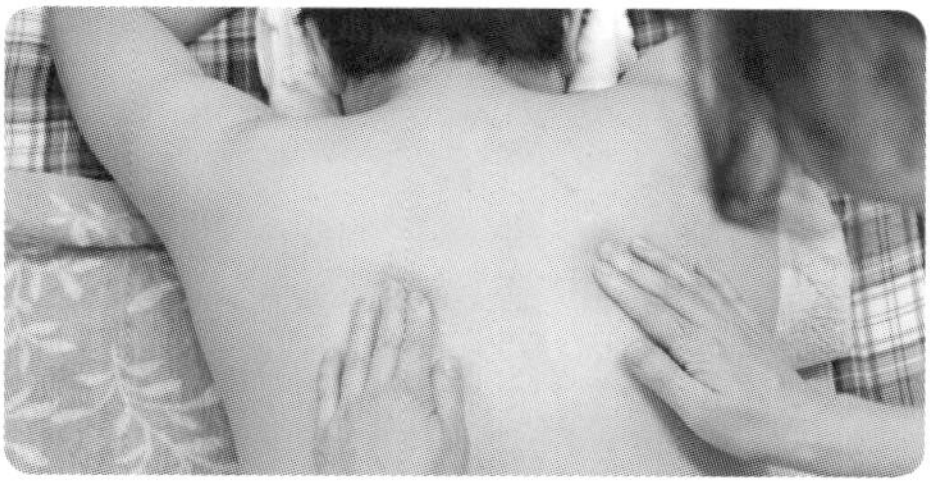

背部の筋肉を左右にゆっくり伸ばすようにします。

4

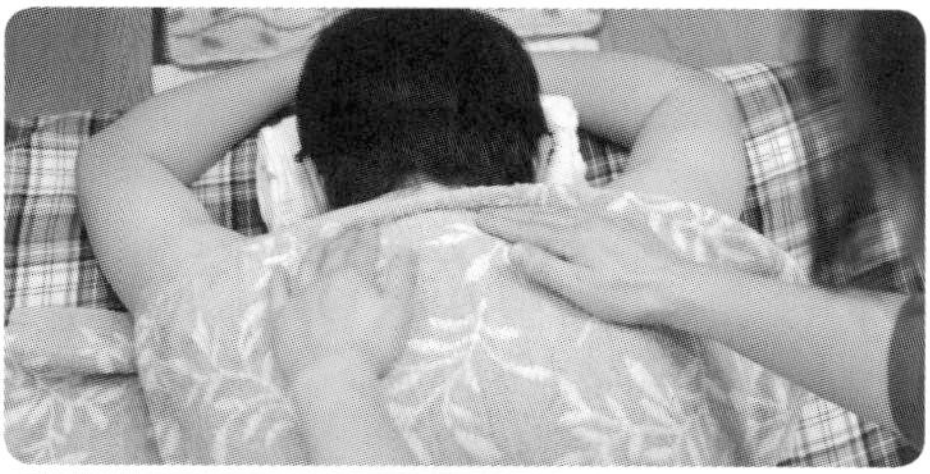

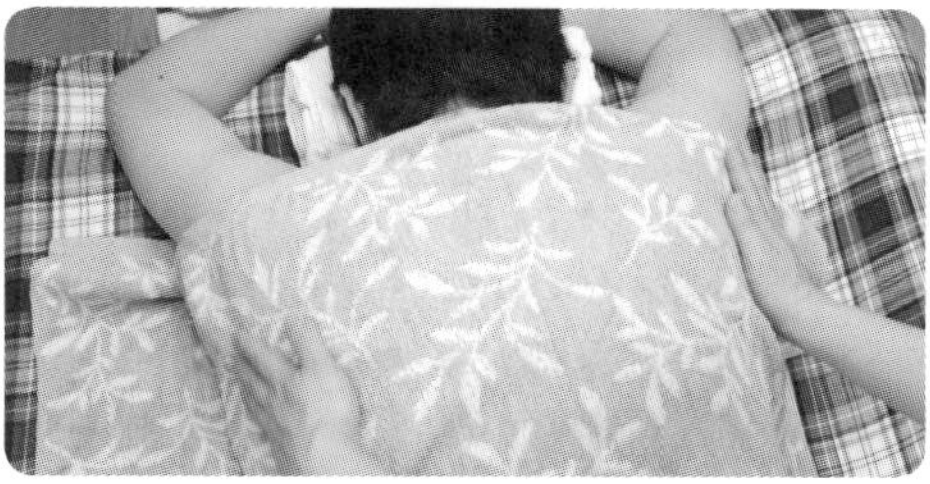

バスタオルで背中全体を覆い、余分なオイルを拭き取ります。お湯で絞ったタオルで拭き取る方法もあります。

背部の様子と主要な骨

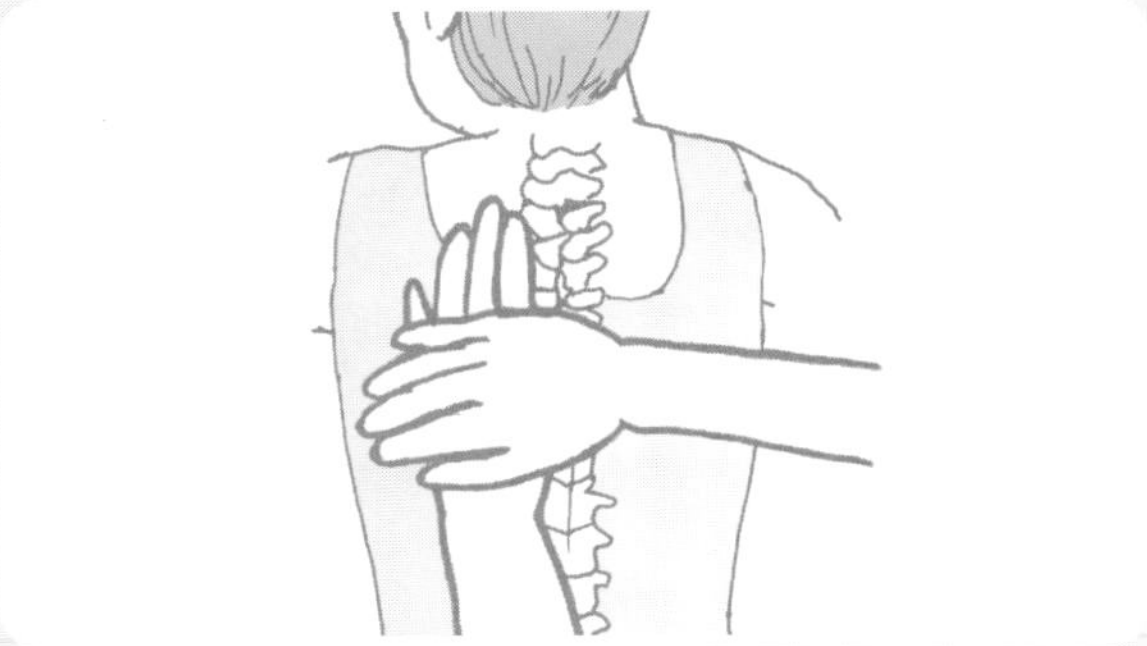

背中への触れるケアの流れ

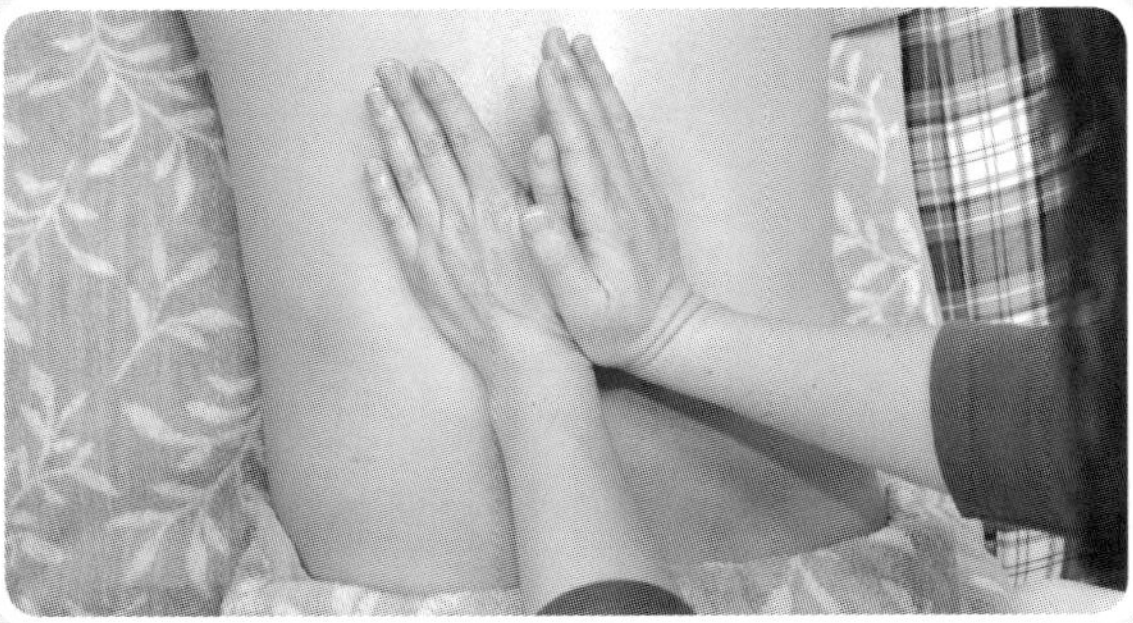

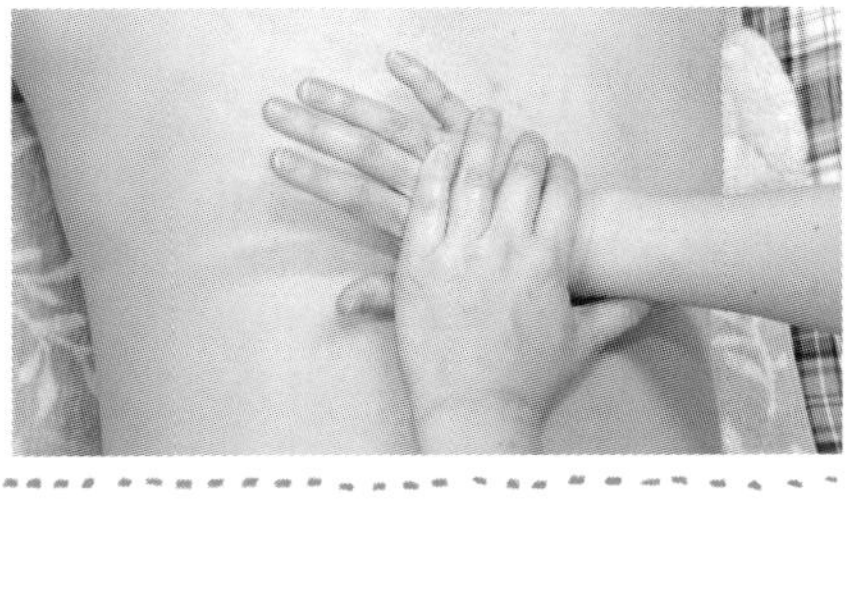

両手を並行にして撫でるだけでなく、重ね合わせて行う方法もあります。背骨の上に手を乗せるのではなく、背骨の両脇に、背骨に沿わせてゆっくりと手をすべられせます。並行に滑らせるより、やや圧がかかりますので、触れ始めではなく、相手の筋肉が緊張している場合などに応じて使う、いわば応用編です。

座位で行う肩〜首、顎、頭部への「触れるケア」

背中への触れるケアは、きちんとした配慮がなされていれば、車椅子で点滴などの治療を受けている方にも実施することができます。

海外では、外来で抗がん剤の治療を受けている間に、『触れるケア』を取り入れている病院・施設があります。

『触れるケア』を実施することで、化学療法中の不快感の緩和、がんや死に対する怖れ、不安、焦燥感の軽減、吐き気や倦怠感の生理学的な副作用の減少がみられたことが報告されています[1]。

「触れるケア」は、相手の方の心身の状態に応じ、圧や触れる方向、部位を工夫すればいつでも可能です。

背中への「触れるケア」では、肩や腰部に対しても触れる機会があるので、最初の方のページで述べた骨や関節の知識を思い出す必要があります。

特に、常に緊張したり、血液循環の良くない人は、肩や肩甲骨周辺の筋肉が硬く、こわばったようになっていて、触れると「気持ちいいので、もっと強く押してほしい」とリクエストされるかもしれません。

注意が必要なのは、「触れるケア」をその人にはじめて実施した時や、筋肉の緊張が強い人ほど、あまり強い力で押して圧をかけてしまうと、後から強い倦怠感や痛みを

1

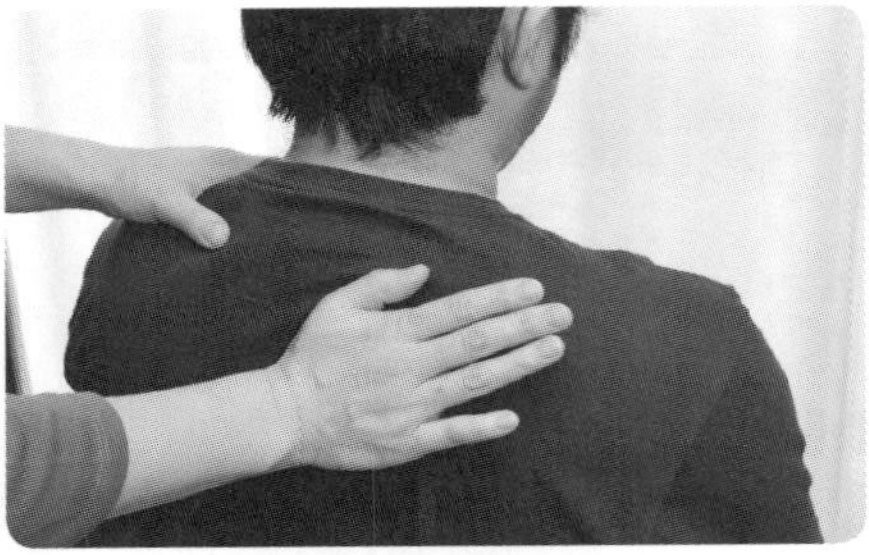

背部に触れることを告げ、背中に手を置きます。

2

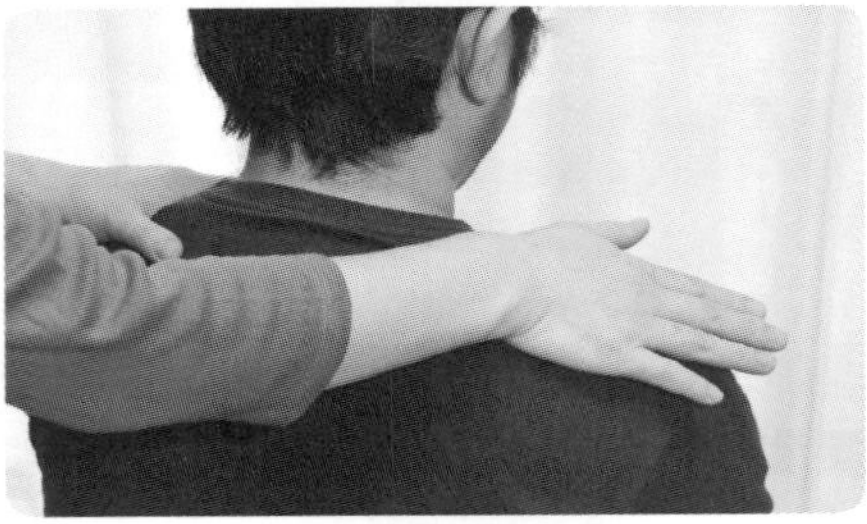

肩の中心部から腕の方向に触れます。

3

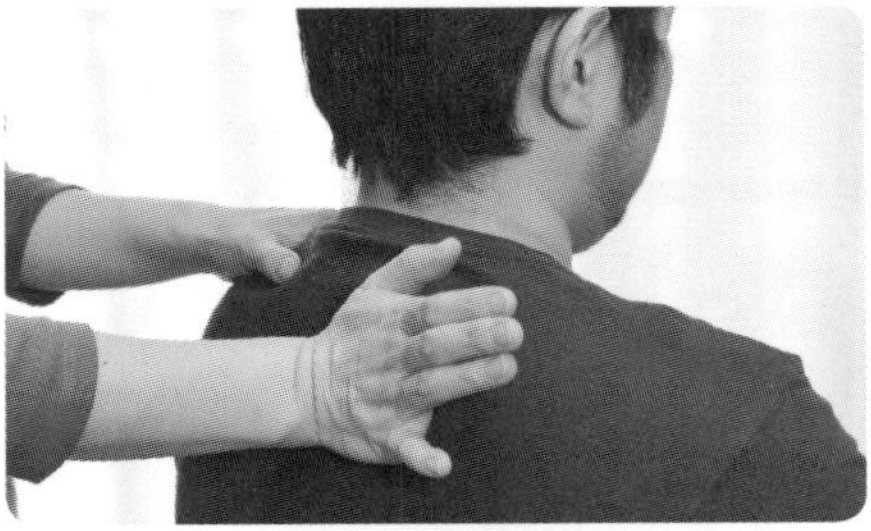

手のひら全体で背骨の脇に触れる時には、手根部を使ってやや圧をかけます。

4

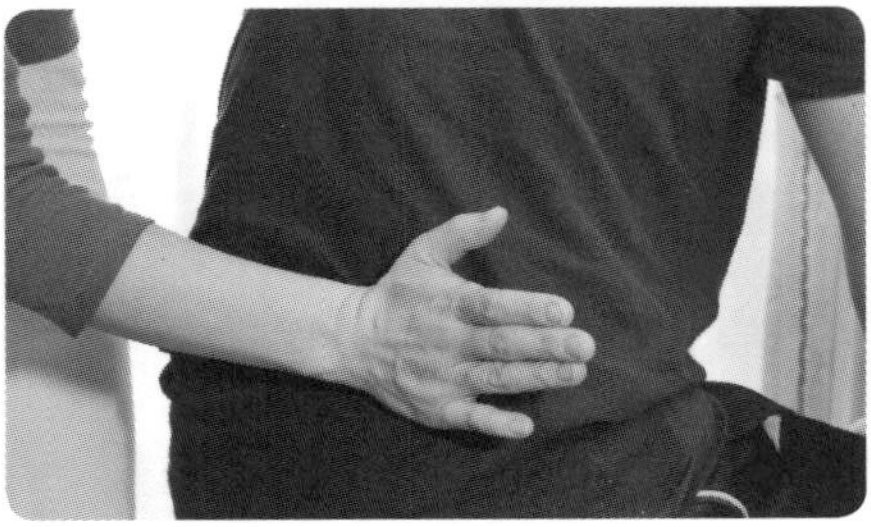

腰周辺を行う場合は、相手にやや前傾姿勢をとってもらいます。

※前に倒れてしまわないよう、相手に声をかけ、不安定な場合は、支えます。

5

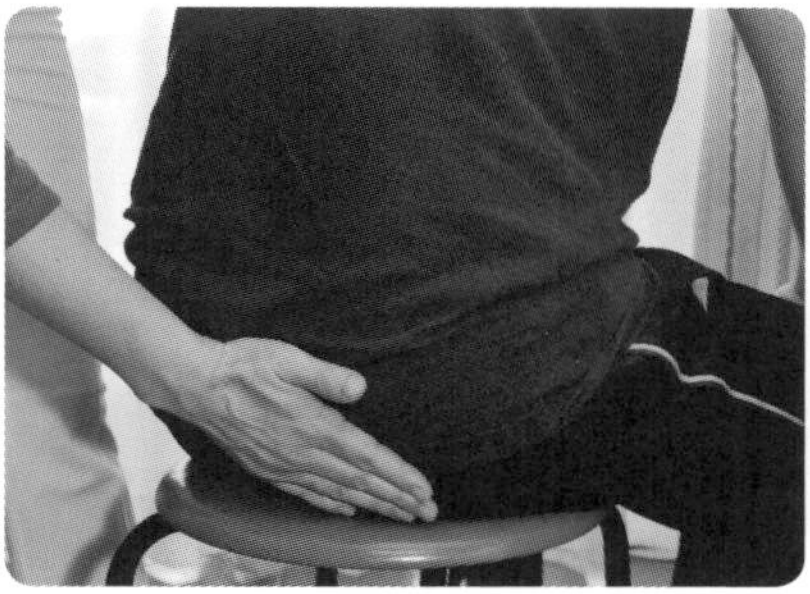

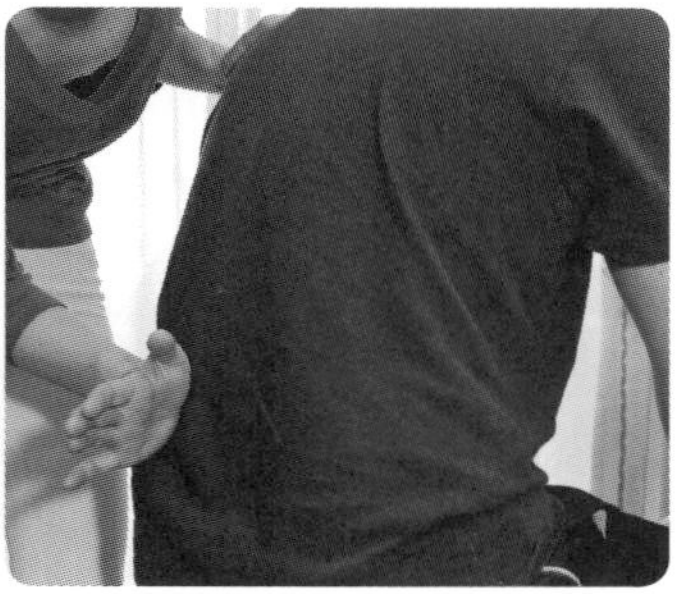

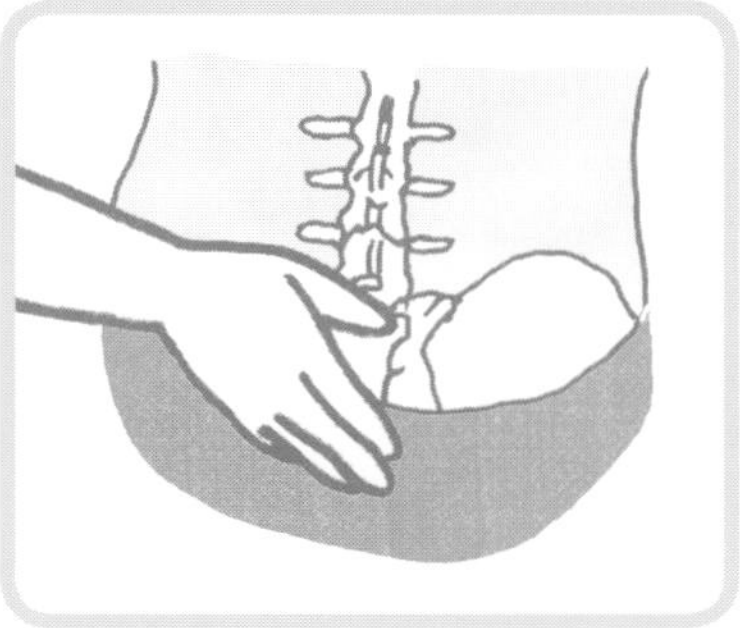

腰部の骨をイメージしながら、骨の周囲をゆっくり触れます。腰部から臀部にかけては、人によってはくすぐったく感じる部分ですので、声をかけ、細かい動きを連続して行うのではなく、やや圧をかけ、手のひら全体や手根部を使って圧を感じてもらうよう配慮します。

感じることがあることです。

また、肩甲骨から上腕部をつなぐようにして肩関節があります。関節部分は強く押してはいけません。可動閾のことも考え、相手の腕の動かせる範囲を考慮する必要があります。

図に示したように骨のイメージを描きながら、前述の圧スケールに手を置いたイメージを思い起こしながらおこなうとよいでしょう。

背中への触れるケアは、腰部から肩にかけて長い線の触れるケアを行うことで心地よさを感じていただけます。細々とさわっていくというよりは、最初はゆっくりと長いストロークをするよう試みます。

からだ前面への「触れるケア」

足は、足全体と、前側と後ろ側に分けてご紹介しました。背中同様、やや長い線を描くように触れていきます。血液循環が促され、体がぽかぽかして眠気を誘うかもしれません。

相手に仰向けになってもらった状態で、足の前に触れていく時には、足首の下にタオルなどをくるくる丸めて小さな枕のようにおくと、かかと部分に圧がかからず楽なことが多いので、実施する時間にもよりますが、そうした配慮もあるとよいかと思います。

膝の部分は、関節があるので、153ページの図に示した矢印のように動かしながら、優しく触れます。高齢者などは、膝関節に痛みや炎症をもっている方も多いので、その時にじっくり観察することはもちろん、ご本人に確認しましょう。

からだの前面への『触れるケア』実施時の姿勢

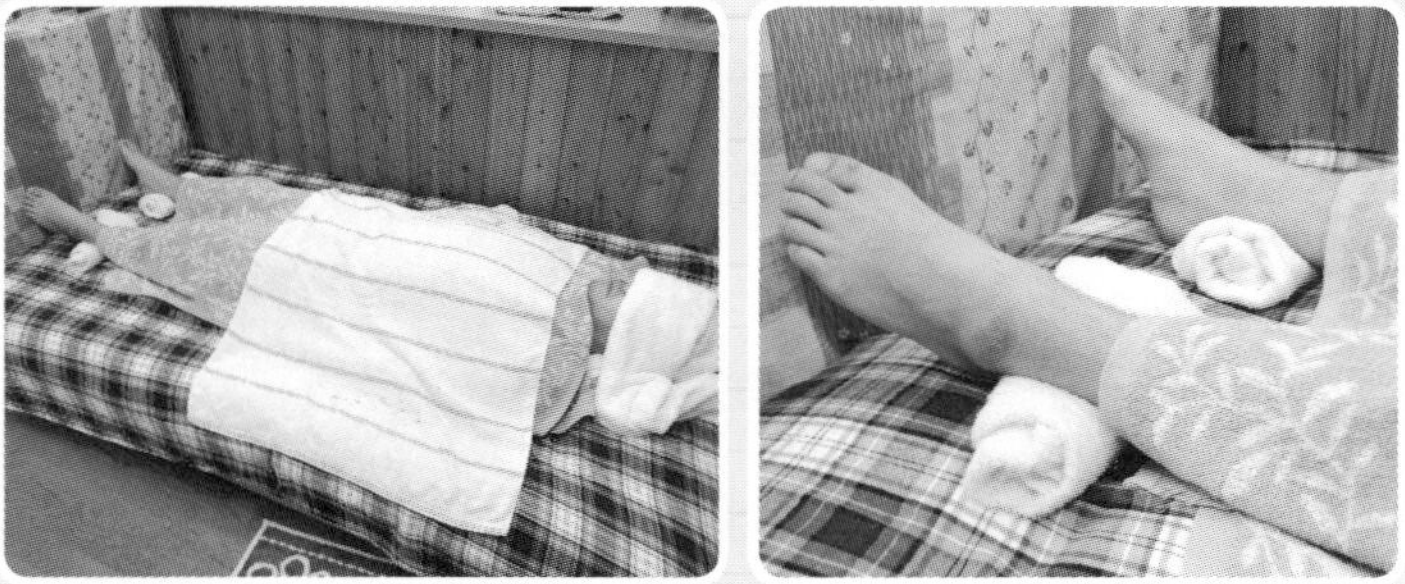

全面に対して「触れるケア」を行う場合、頭部や頸部、膝下や踵部に枕やタオルを入れ、その人の状態に応じた安楽な体位をとってもらうようにします。

1. 脚への『触れるケア』

1

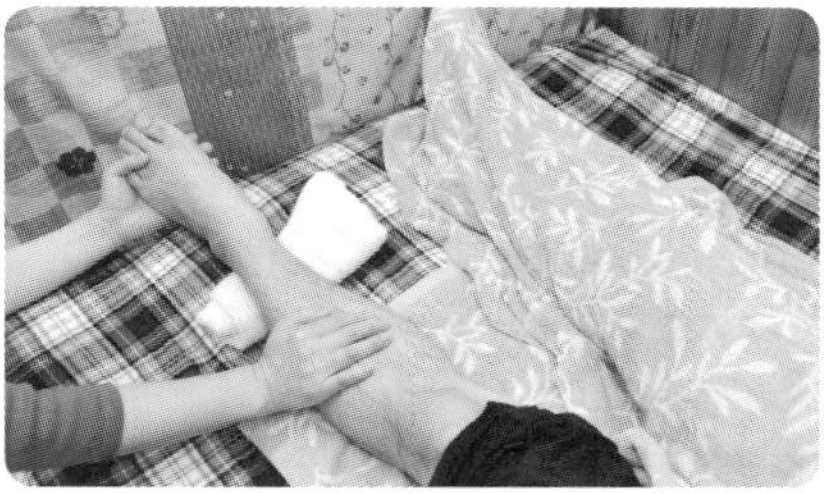

触れる側の足を露出します。他は保温を心がけます。

2

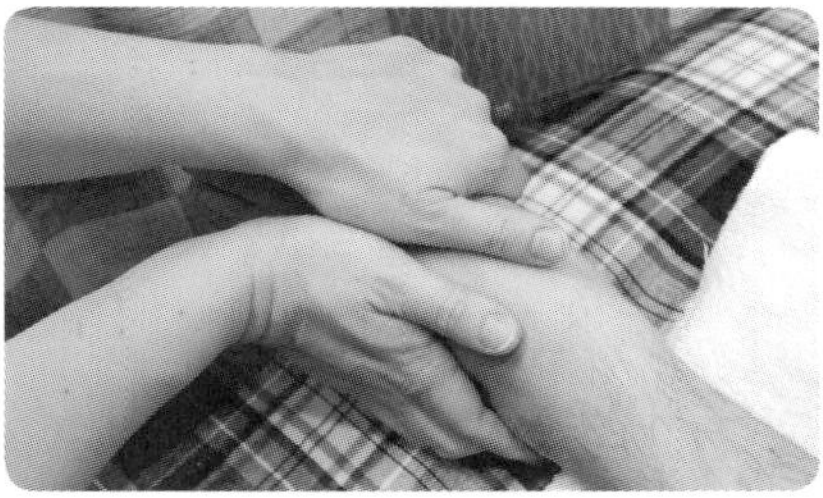

オイルを塗った手で足全体を覆います。

3

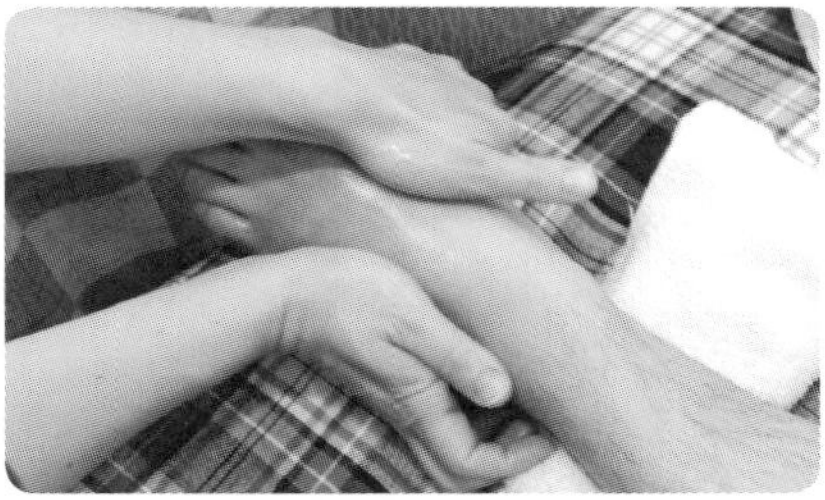

足背を左右に伸ばすようにします。

4

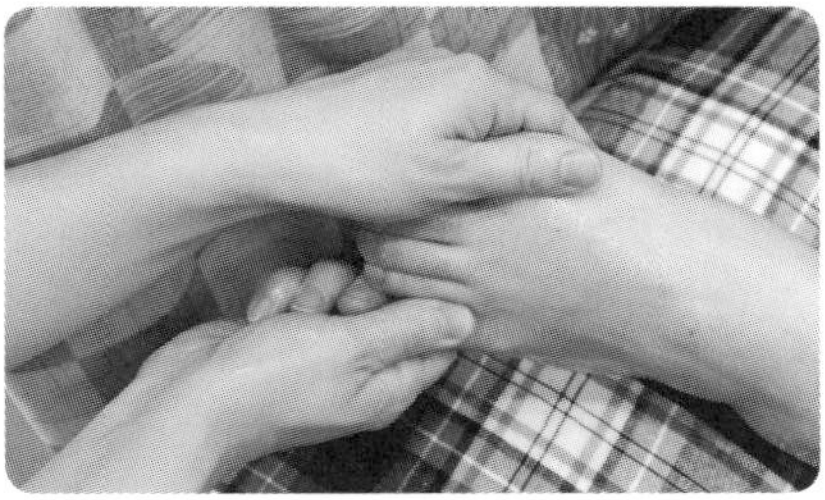

指を1本1本足先から中心に向け、くるくると回すようにしながら触れていきます。関節部分は優しく。

5

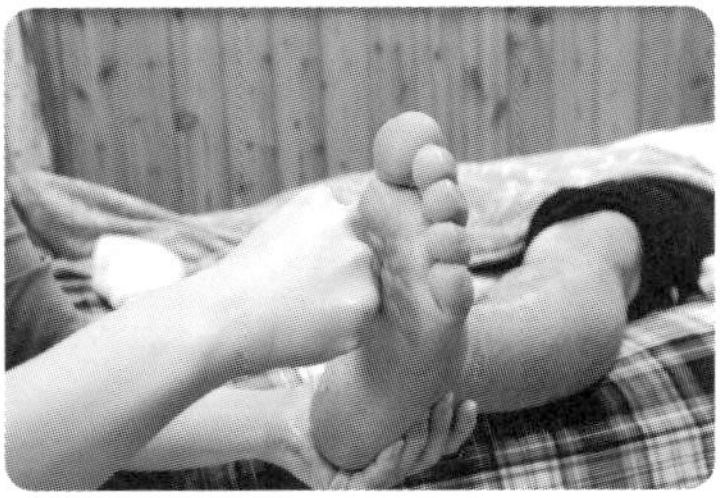

足裏部分は、124ページの図4の手の形、または写真のようにグーの形で圧をかけながら触れます。

6

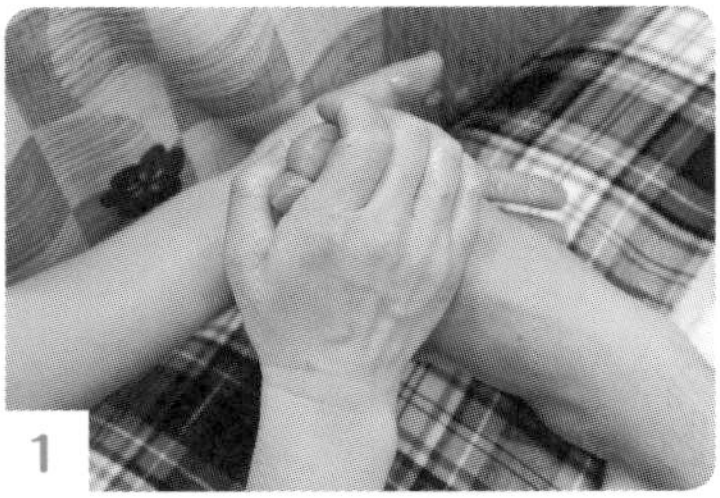

1

足背全体を手でくるむようにしてから、膝の方に向けて触れます。膝下部分は、親指以外の4本を使って、やや押すようにします。

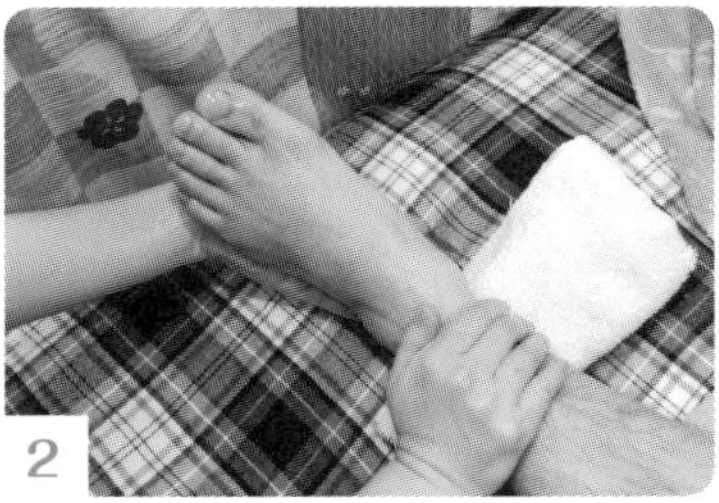

2

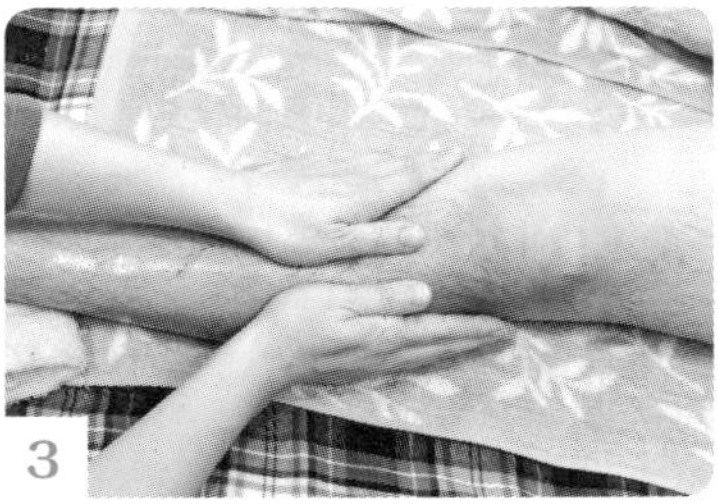

3

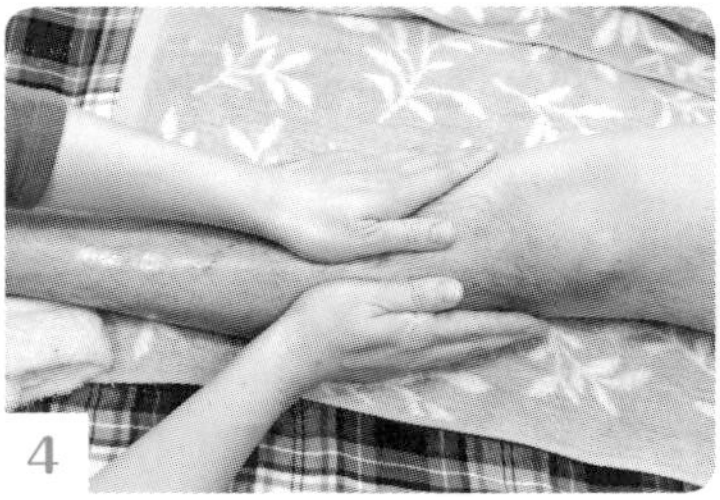

4

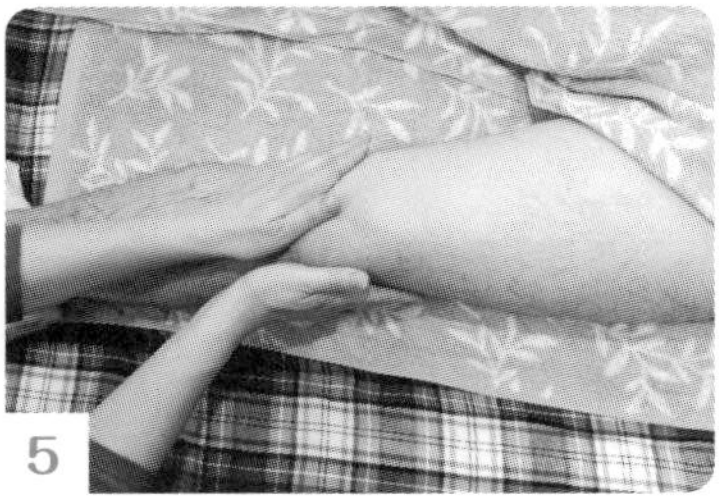

5

より効果的な足浴の併用

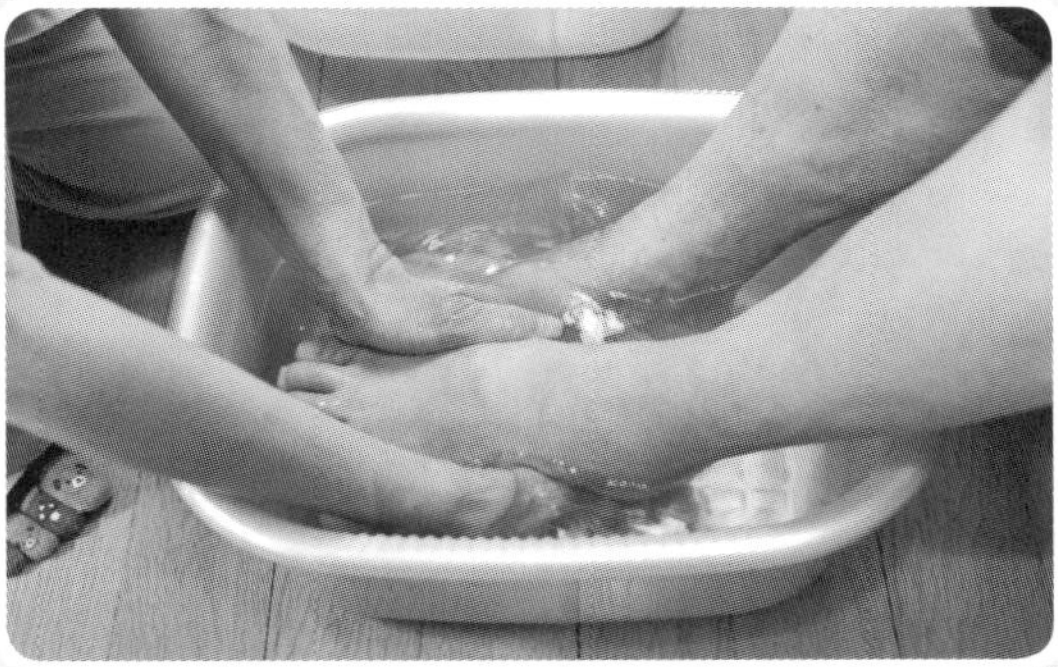

脚への「触れるケア」では、足浴とセットにして行うと、循環・代謝を活発にします。相手の疲労の度合いを見ながら組み合わせを考えます。

脚への「触れるケア」の方向

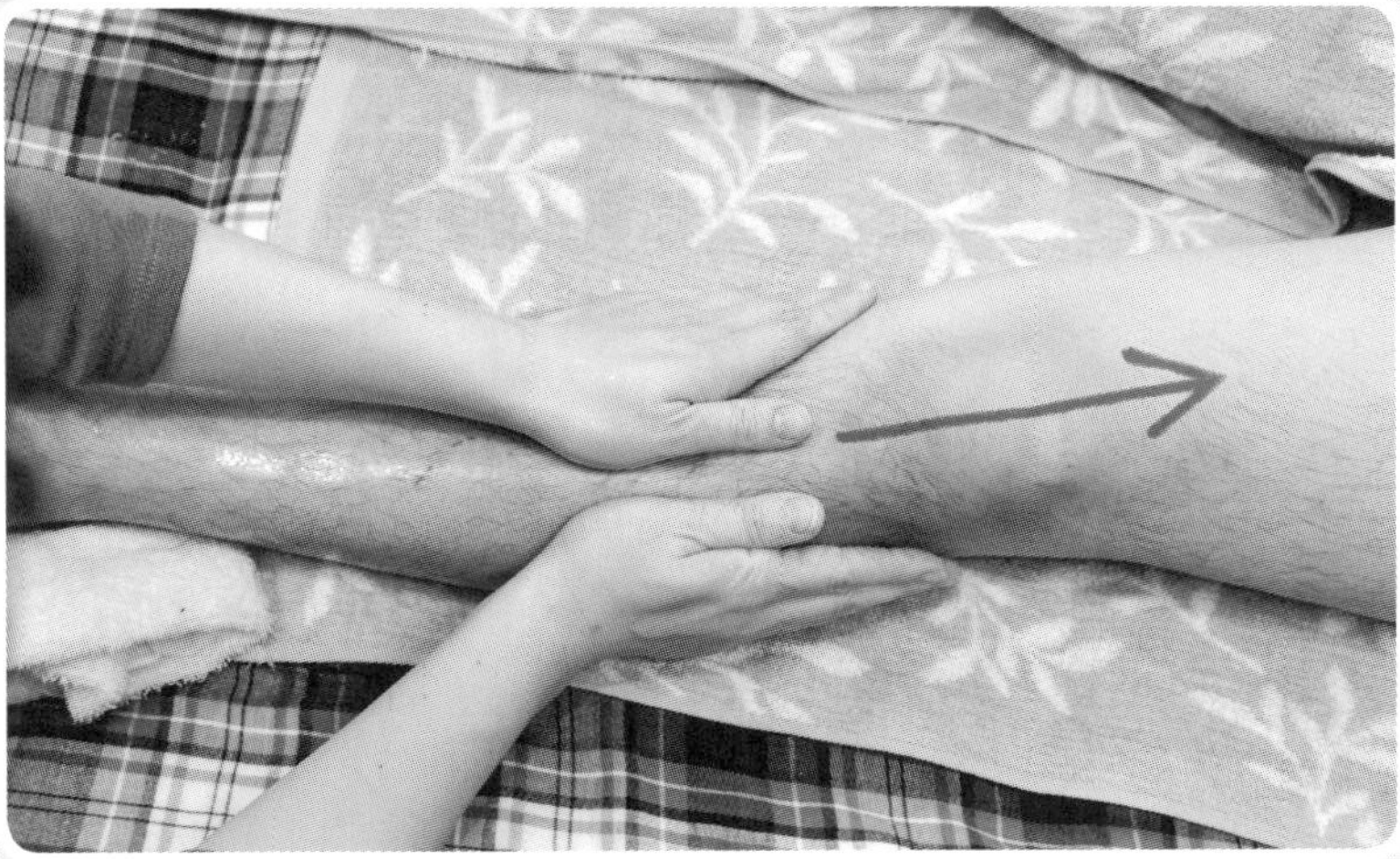

腹部は、消化器、泌尿器、生殖器など大切な臓器がしまわれている場所であり、腹部大動脈をはじめとした太い血管も通っています。

そのため、ある程度時間をかけてこの部位に刺激を加える場合は、これらについて何かトラブルや既往がないかを確認し、原則としてトイレを済ませてもらっておくことが大切です。

腹部は、乳幼児期、学童期以降には、他人にむやみに触れさせない場所（触れさせたくない場所）ですので、そうした心理面への配慮も必要になります。

また、保温にも留意しましょう。

触れはじめには、圧を強くかけないよう浅く触れるようにします。指先だけ使って、恐る恐る触れるのではありません。指をそろえて、指全体を皮膚に密着させるようにします。

便秘など何らかの問題を抱えている人の場合には、お臍を中心に、おなかを４分割、または６分割した線をイメージして、各部位での触れた感じ、感触をとらえます。

看護師が腹部に触れるのは、ほとんど聴診や打診などのフィジカルアセスメントのためや、便秘などの問題を抱える人に対する温罨法やメンタ湿布、マッサージのためではないでしょうか。

腹部のフィジカルアセスメントを行う場合、通常は、視診、聴診、打診、触診の順番で行います。相手の腹部の状態を知ろうと考えている場合には、「触れるケア」で相手の腹部を刺激する前に、視診や聴診を済ませておきましょう。

触れる流れは、お臍を中心に腸の走行に沿ってゆっくりと撫でるようにしていきます。健康な人であれば、やや圧をかけて触れて大丈夫ですが、この感覚は実施を通しながら知っていくことが重要です。

2. 腹部への『触れるケア』

1

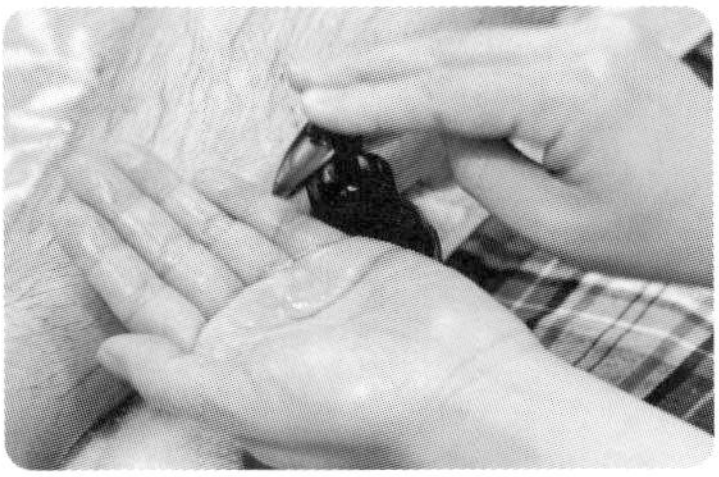

オイルをつけます。

2

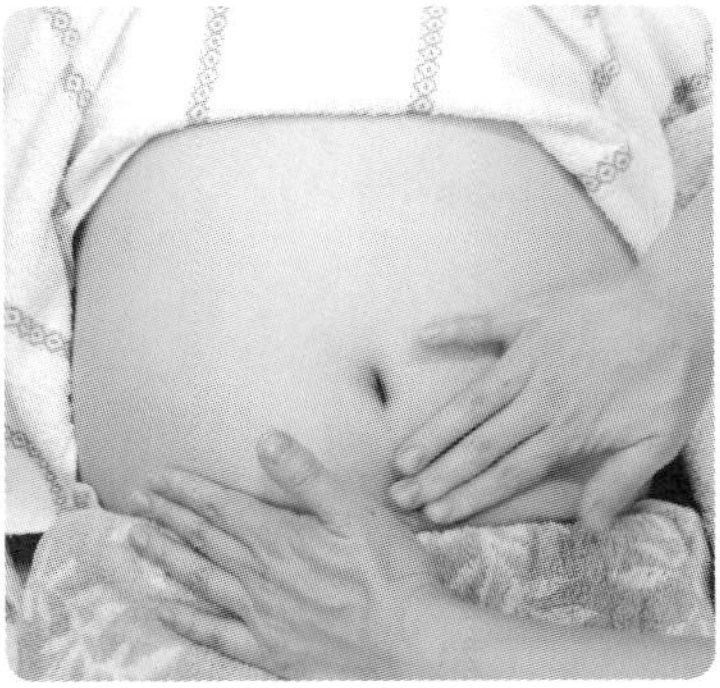

腹部はやわらかく、少し圧をかけただけでも影響が深部に伝わります。まず、腹部に手をおき、圧をかけすぎないようにします。

※女性の場合、看護師は相手の月経周期に注意を払う必要があります。

3

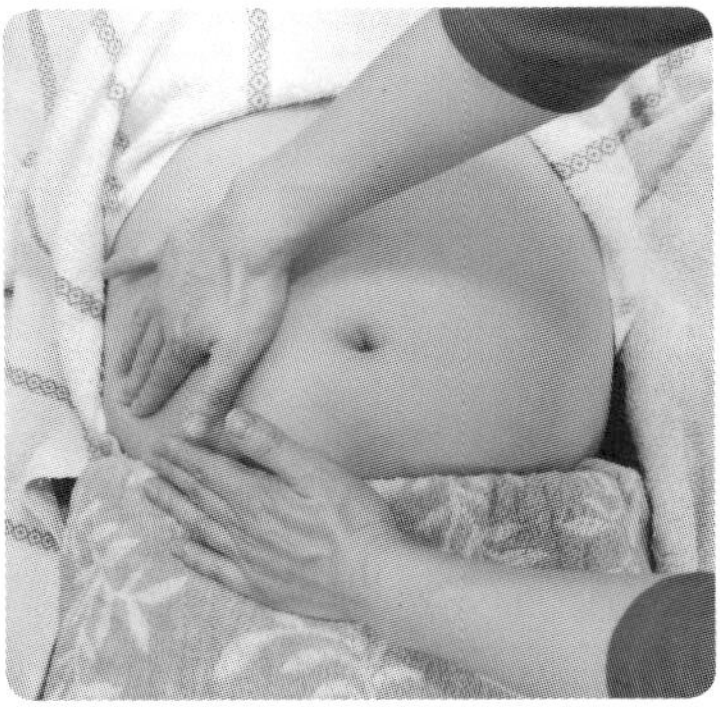

手のひらと指を腹部に沿わせるようにし、円を描くようにします。両手を使って交互に円を描くようにし、途中で手が交差しそうになったら、どちらかの手を浮かせるようにします。これを何回か繰り返します。

※常にどちらかの手が接するようにして、クライエントが連続性をもって触れられていると感じられるように配慮します。

3. 胸部～頸部、頭部への「触れるケア」

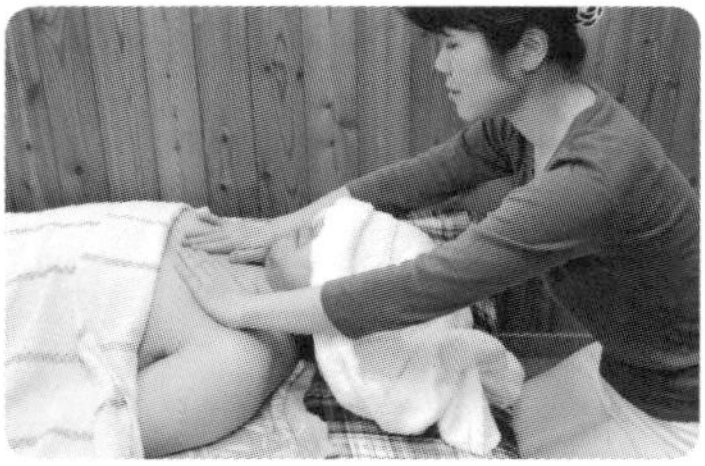

胸部の緊張は、精神的なストレスに影響されているといわれています。胸部への心地よい「触れるケア」は精神的緊張を和らげる助けとなります。看護師は、クライエントの頭部側に位置します。

※クライエントが女性の場合は、乳房へ直接触れないよう留意する必要があります

1

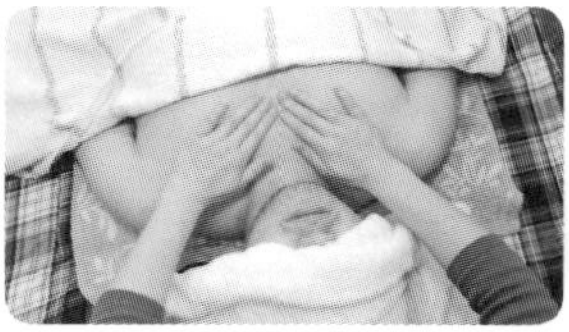

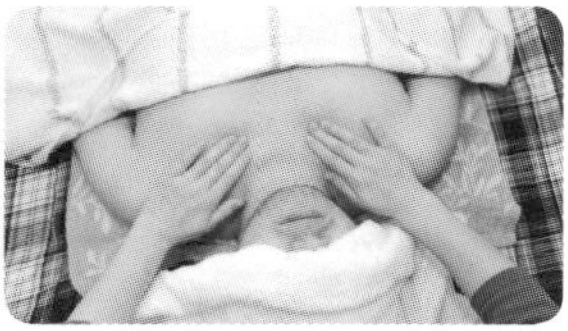

鎖骨、肋骨の形に沿って手を添えます。

2

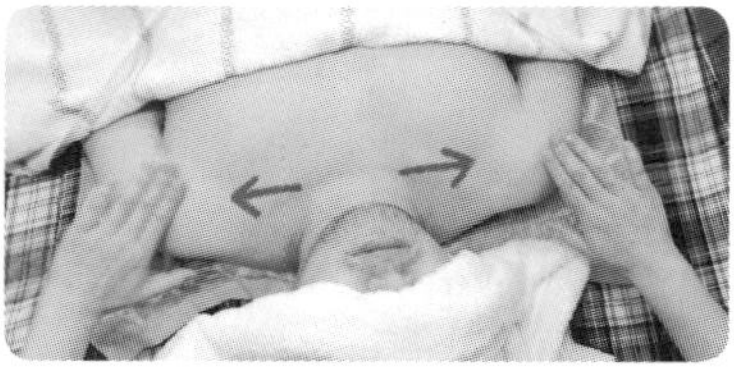

鎖骨から肩、腕の方向に長いストロークで触れます。

3

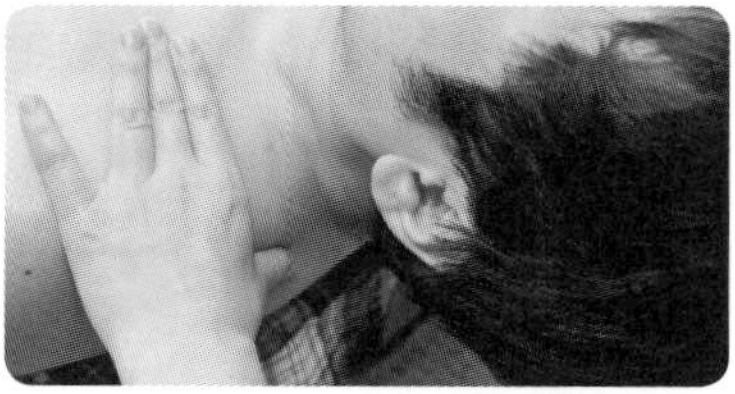

クライエントの肩の部分は無理のない範囲で、足の方向に向けて押します。

4

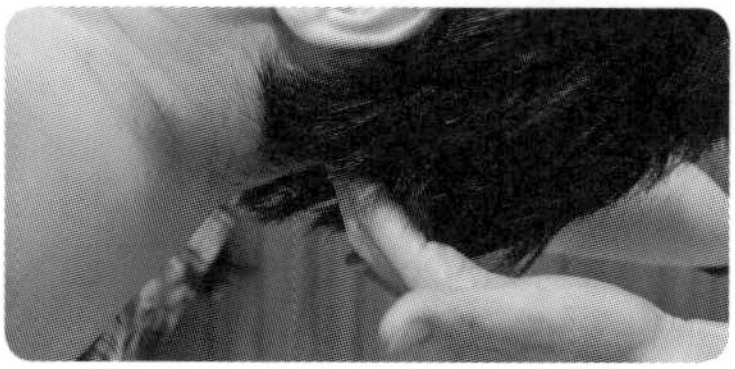

頸部は両手で親指以外の４本の指で頸骨に沿って触れます。

※写真では、わかりやすいように枕をとって頭を浮かせていますが、実際は、枕をあて、クライエントには首の力を抜いてもらいます。

5

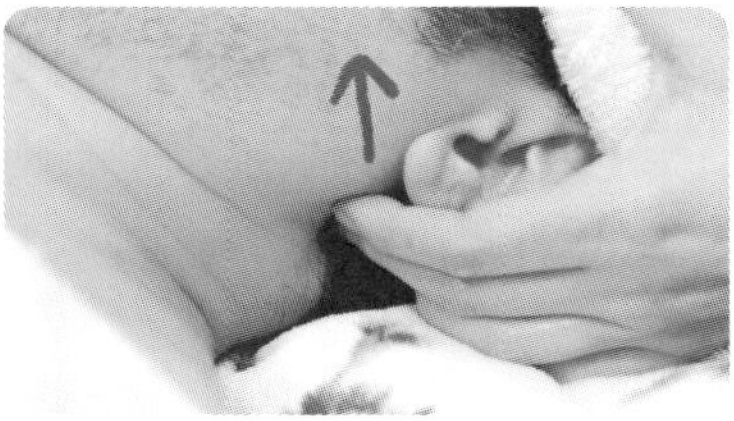

うなじ部分は顔の方向（上方向）にやや押します。

6

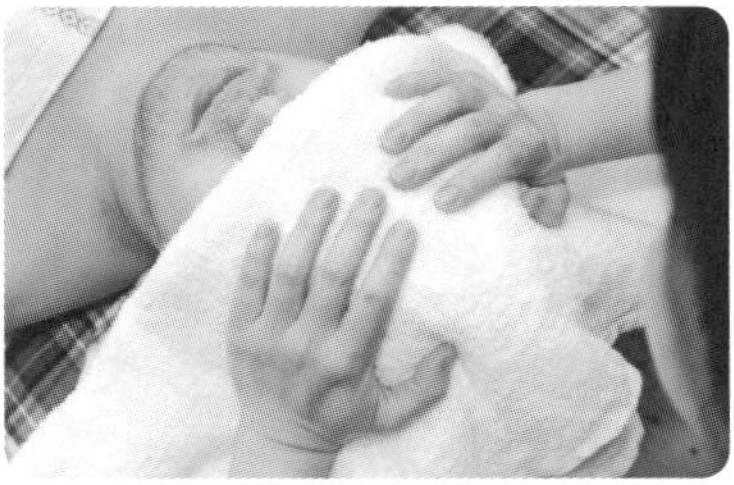

頭部全体を優しく包みます。

7

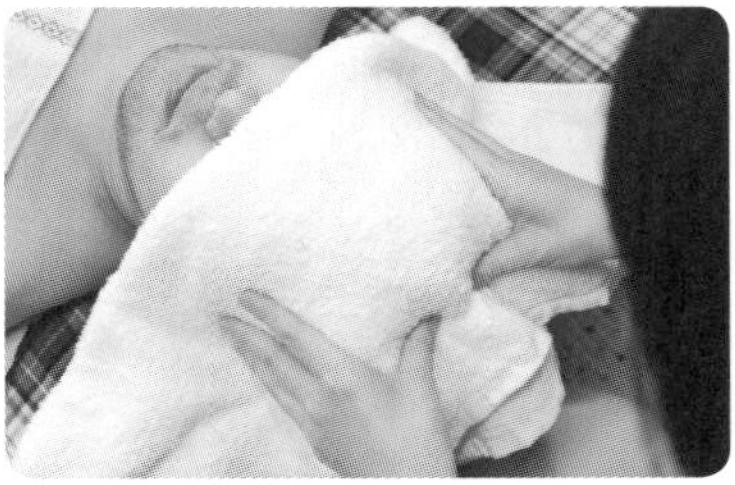

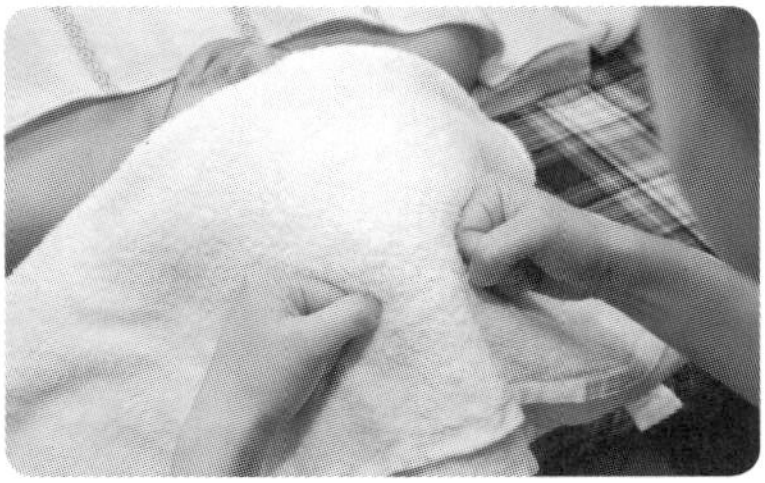

両手の親指を使って頭の各部分を少しずつ押します。頭蓋骨の両脇をグーで軽く押します。その際、看護師の折り曲げた関節部があたらないように注意します。

8

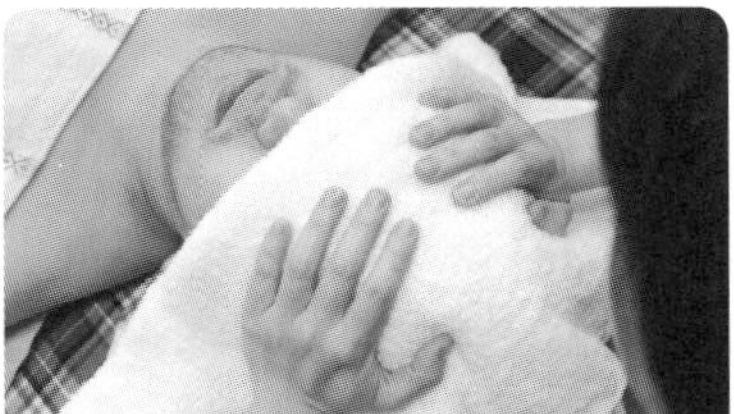

再び頭部全体を覆います。看護師は、クライエントに触れている両手を左右からゆっくり押したり、力を抜いたりしながら、それに合わせてクライエントに深呼吸をするよう促します。

「話す」「食べる」「飲み込む」機能を促進する「触れるケア」

自分のからだに行う「触れるケア」の中でも唾液分泌を促す「触れるケア」を載せましたが、ここでも、顔周辺への「触れるケア」として、「話す」「食べる」「飲み込む」などの機能を促進するケアをご紹介します。食事の前などに行うと効果的です。

唾液腺の刺激がうまくいけば口の中は唾液で満たされ、唾液を飲み込む様子を確認することができます。ある程度圧をかけて押すことが必要ですが、痛みがないかをみながら行ないます。また、もともと嚥下に問題がある人の場合には、唾液の分泌によって、むせてしまうこともあります。嚥下障害がある人の場合には、事前にアセスメントをしてから行いましょう。

1

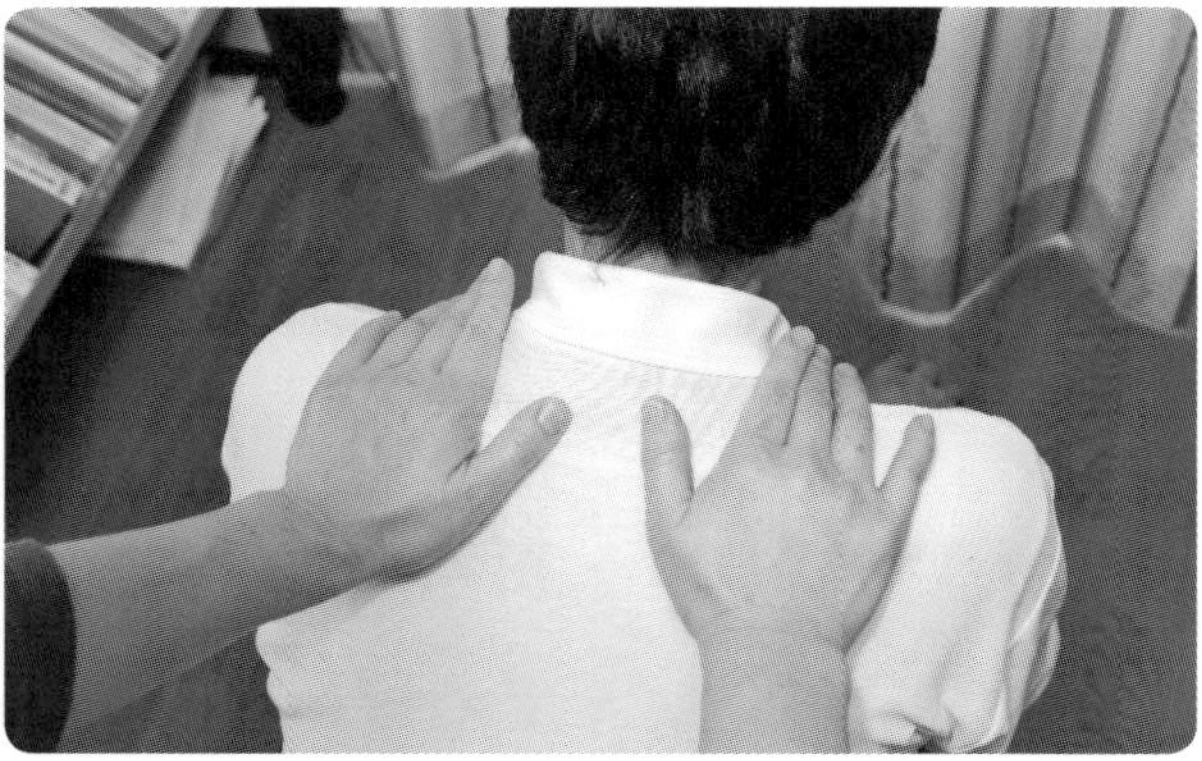

肩をもみ、緊張を解いてもらうようにします。いきなり顔や首に触れず、肩や腕に触れて手の感触に慣れてもらいながら、少し会話を楽しみましょう。

2

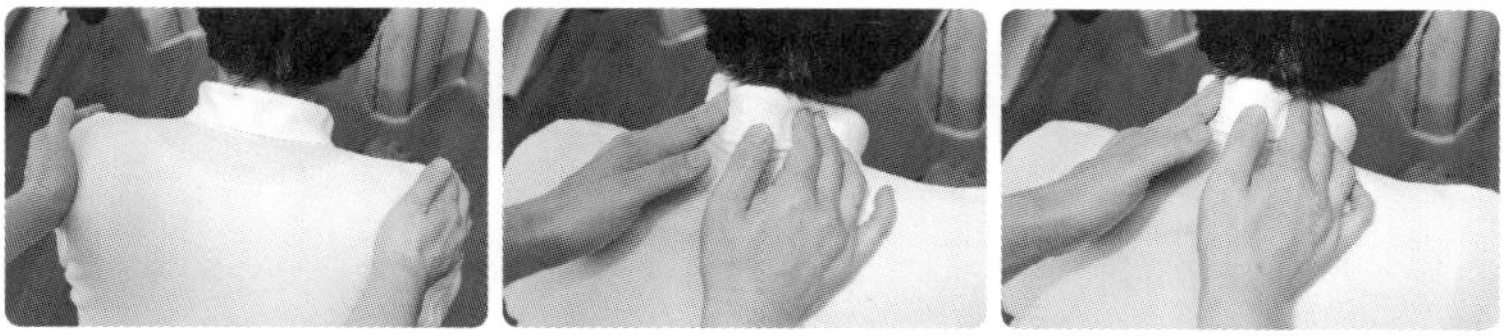

頭の後ろから首の後ろにかけてゆっくり押しながら図のように触れていきます。首の筋肉が緊張すると、首がやや後ろに傾き、スムーズな摂食や嚥下ができなくなります。時間の目安は30秒～1分程です。

3

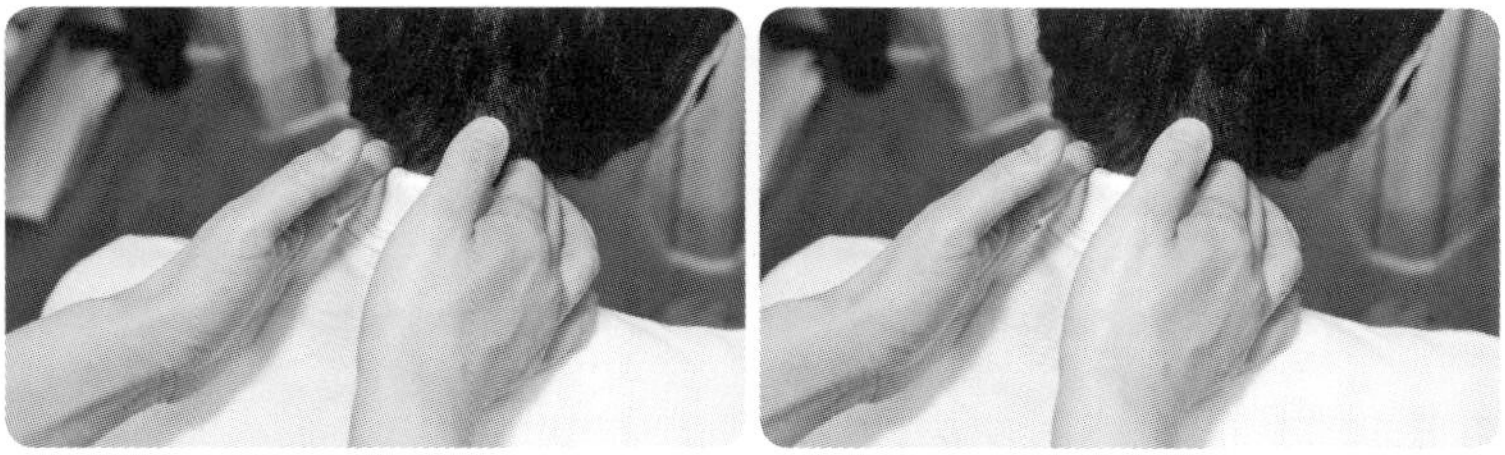

上の奥歯あたりから頬にかけて円を描くように触れます。後ろから前に向かって円を描くように力強く触れていきます。時間の目安は30秒程です。

4

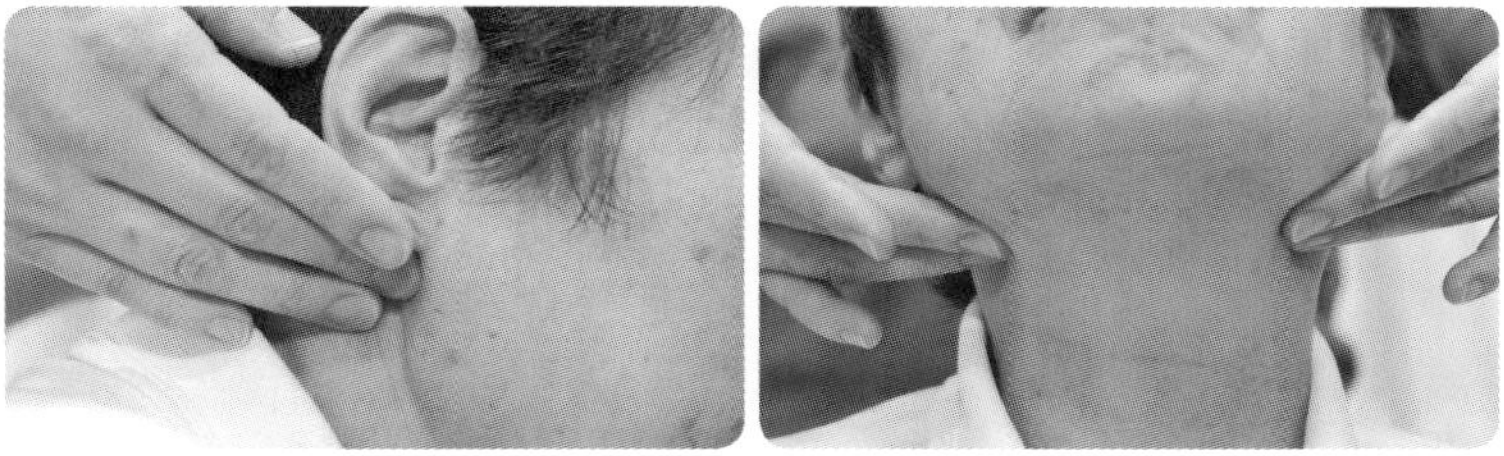

指を顎の骨の内側の軟らかい部分にあて、耳の下から顎の下にかけて押していきます。耳の下から顎の先にかけて、指の位置を少しずつずらしながら、奥(耳の下)・真ん中・手前(顎先)と、3回ほどに分けてください。顎の下にある唾液腺(顎下腺)からたくさんの唾液が出てきます。1カ所をゆっくりと5秒ずつ押します。

いかがでしたか？

「触れるケア」は、自分で自分のからだに触れるよりも、誰かに優しく触れられたほうがどうやら心地よさは強いようなのです。誰かが自分に対してしてくれる優しい皮膚の刺激は、ダイレクトにからだの奥に刻まれるようなのです。

さて、「触れるケア」の手技の一例を述べましたが、ケアでは、入浴や足浴などの日常生活援助の中で、心地よい睡眠を促すケアの中でなど、さまざまな場面や状況に応用できると思います。

また、触れることに集中しすぎて、触れる側が笑顔もなく、言葉もなく、皮膚を観察し、刺激を与えるという状況は避けましょう。

時には、相手との会話は最小限になるかもしれません。

けれど、「触れるケア」は、相手にあなたの思いをのせること、相手のからだが発する言葉にならない声を聴こうとすることを忘れないで欲しいのです。

相手との会話も大切な「触れるケア」

これまで述べてきたように、触れるという行為は、相手に心地よさを提供すると同時に、刺激を与えることでもあります。ある程度時間をとって触れた場合には、触れられた側も触れた側も少し休息をとったり、水分を補給したほうがよいのです。横になってケアを受けていた人が、起き上がろうとしたら、なるべくゆっくりと起きるように声をかけ、背中に手を添えるなどして体のバランスがくずれないようにします。

時には、触れられた側の人が「とても気持ちよかったわ」「楽になった」という感想を述べ、少しの間触れた側のあなたと会話を楽しみたい気持ちになるかもしれません。からだが心地よくなり、ストレスが緩和されたことで、自分以外の誰かに関心が向いたのかもしれません。

「触れるケア」は、「触れたから終わり」ではなく、触れることによって、相手と時間と空間を共有し、より深く関係を築いたり、お互いをわかりあえる「始まり」なのです。

そのため、「触れるケア」をある程度時間を取って行う場合は、後片付けの時間だけでなく、相手との会話の時間も見積もっておきましょう。

参考文献
（1）Gayle Mac Donald:Medicine Hands Massage Therapy for People With Cancer, pp44-53, Findhorn Press,USA,2007.

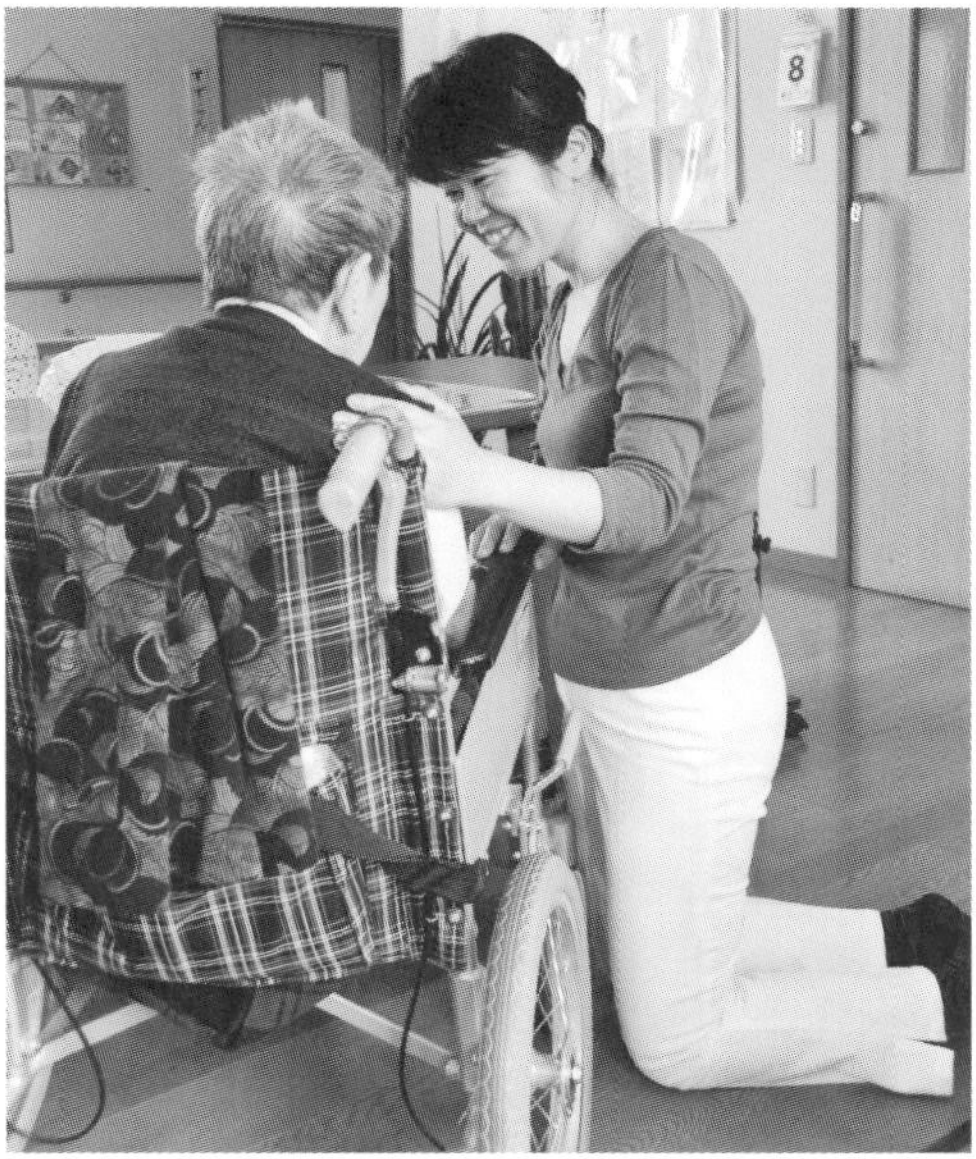

Message from Horiuchi

「触れるケア」は、緊張を和らげ、リラックスを促しますが、皮膚に刺激を与える行為ですので、からだには、ある程度の休息が必要です。からだ全体をゆっくりと時間をかけて触れた場合、水分制限がなければ、水分摂取を促すとよいでしょう。心も解放され、自分の感情を語ってくれる人もいます。そうした語りに耳を傾けることも「触れるケア」の一部です。

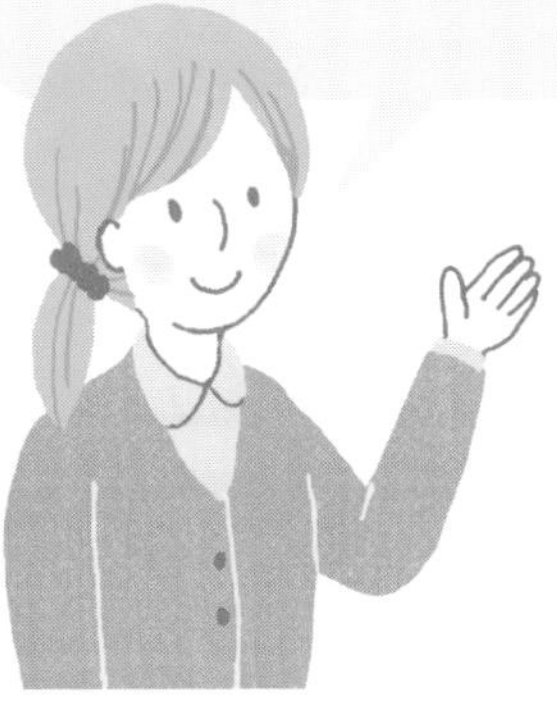

おわりに

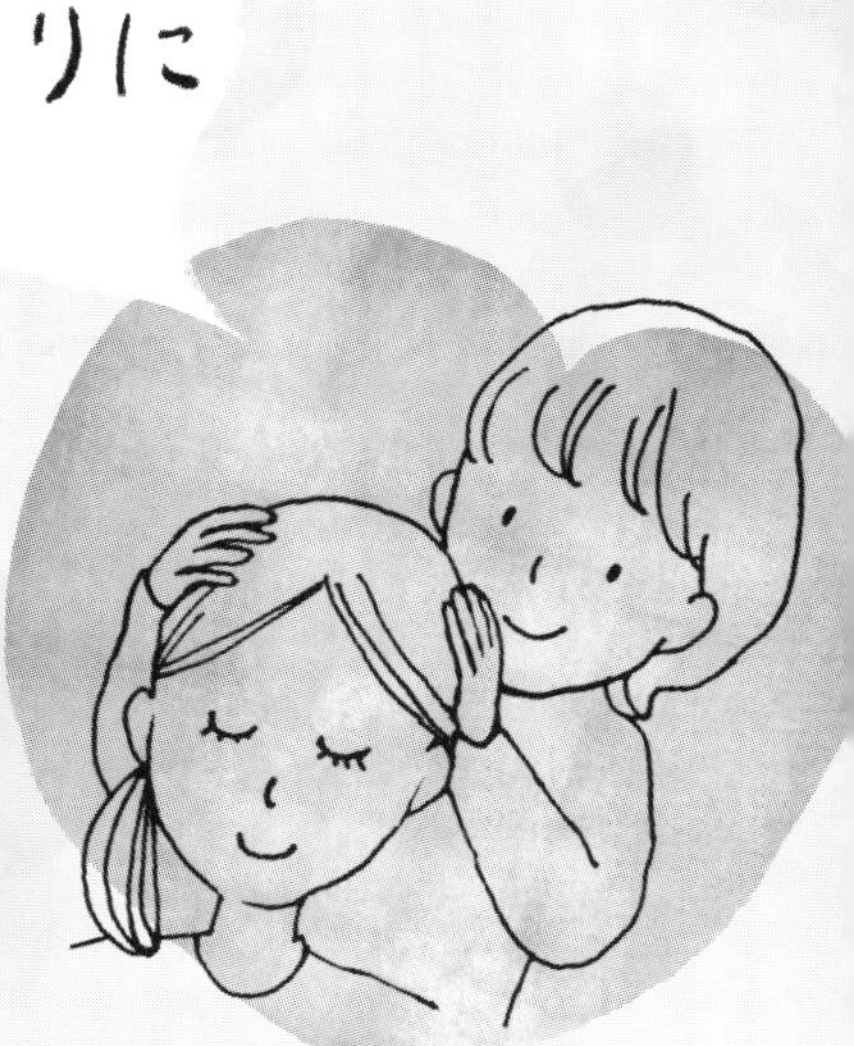

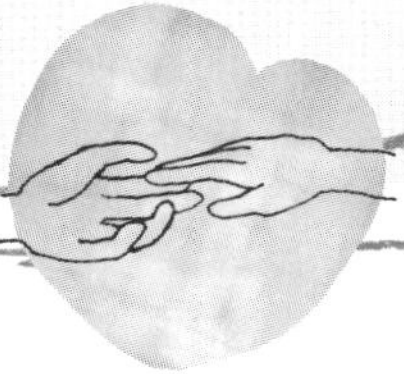

看護職の研修会や看護学生への講義の時間に、「あなたにとって素晴らしい看護とは？」というテーマで、自分の考える「素晴らしい看護」を考えてもらうことがあります。その際、「素晴らしい看護」を成し遂げるために、自分が心がけていることや実行していることを書いてもらうようにもしています。この答えを集めると、看護師１人１人の「素晴らしい看護」が集まって、拝見しているこちらも心が躍ります。

この中で必ず登場する「素晴らしい看護」のフレーズがあります。

「相手と信頼関係を築くこと」であり、そのために自分が意図的に実行していることは「相手の話をよく聴くこと」です。「信頼関係」と、「相手の話を聴くこと」はたいていセットになっていて、そこに加えて「正確な看護技術の提供」が入ってきます。

ところが、ケアの現場では、病気や苦痛により会話どころではない人、会話をしてもつじつまが合わず、思いが伝わりにくい人、言葉によるコミュニケーションは可能なのに、食事制限や水分制限が守れず、自分の健康についてどう考えているのか看護者として理解するのが難しい人との出逢いが待っており、相手の思いをどう理解すればいいのか？の手がかりが見えにくくなっています。

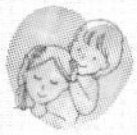

おわりに

特に、わたしが取り組む認知症の方の看護に関する研修会では「相手と意思疎通を図るのが難しく、関係を築きにくい」「思いが汲み取れず、何をやっても効果がないように思える」といった意見も多く寄せられます。

相手と関係を築く、思いを伝える――このためのアプローチとしても「触れるケア」は活用できるのではないでしょうか？　そもそも看護師は、日常的に相手に触れているのですから、それを活かさない手はないですしね。

ある研修会で、「もっと相手に触れてみませんか？」と提案をしたところ、参加者の皆さんから心地よく触れたことで、「相手が笑顔になった」「眉間のしわが消えた」「一言だけど話してくれた」という後日談を聞きました。

心動かされたのは「相手に触れることが業務の１つとなり、相手を理解し、共に過ごすためのものという感覚が自分の中から失われていたことに気付いた」「わたし自身が看護の原点を思いだした」という答えでした。

触れるという一見単純で、当たり前の行為が持つ素晴らしい力を感じます。

さて、仕事はもちろんですが、「触れるケア」は我が家の５歳の息子と３歳の娘にとっても大人気です。

眠る前、彼らのからだに触れ、オイルを使って軽く撫でると、「うわ～。気持ちいいなあ。ママの優しい気持ちを感じるよ」と言います。最近では、仕事で疲れたわたしのからだを彼と彼女が交替で撫でてくれることもあります。５歳の息子は「腕をこうやって押すと気持ちいいんじゃないかな？」と自分なり

おわりに

に研究もしています。

彼らは、わたしの肩や腕、足などをまじまじと見ながら、「あれ？ママの手、昨日よりもつるつるしてるよ」「爪のところにささくれが出来てる！」とコメントをくれます。

なるほど。

「触れる」ということは、相手をよく見つめ、知るということなのだな、と思います。

この「触れるケア」の価値と可能性をわたしたちはこれからもっと信じて、様々な場面で活用し、本書がその一助となることを願っています。

最後に、この本を書くにあたって、写真撮影用として場所を快く貸してくださった長野県グループホームせせらぎの皆様、モデルの昭彦さん、素敵なデザインを担当して下さった寺井さん、カメラマンの山名さん、そしてライフサポート社の佐藤さんに深くお礼を申し上げます。

2010年夏　堀内園子

堀内《ほりうち》 園子《そのこ》

グループホームせせらぎホーム長
NPO 法人なずなコミュニティ看護研究・研修企画開発室室長
看護学博士（看護師・保健師・介護支援専門員・Aroma &触れるケア practitioner）

長野県小諸市出身。聖路加看護大学卒業。聖路加国際病院、富山医科薬科大学（現・富山大学）で勤務後、1998 年聖路加看護大学修士課程修了。その後、東京都立保健科学大学（現・首都大学東京）に勤務。2005 年聖路加看護大学にて博士課程修了。看護学博士。2006 年より認知症の人とその家族を対象としたケアを実践、教育機関で講義を担当。
グループホームせせらぎ https://www.facebook.com/seseragi2000
著作：『老年看護の実践』（メディカ出版、共著）、『あなたの家族が病気になったときに読む本 認知症』（講談社、共著）、『認知症看護入門』（照林社）、『〈病気を生きぬく〉医師、看護師、患者・家族による 認知症の本』（岩波書店、共著）ほか多数。

本書は発行元がライフサポート社から照林社へ変更しました。2014 年 6 月 25 日初版第 4 刷発行の『触れるケア』と同一の内容です。

見《み》て、試《ため》して、覚《おぼ》える
触《ふ》れるケア
看護《かんご》技術《ぎじゅつ》としてのタッチング

2024年 2 月 26日　第 1 版第 1 刷発行

著　者　堀内《ほりうち》　園子《そのこ》
発行者　有賀　洋文
発行所　株式会社照林社
〒 112-0002
東京都文京区小石川 2 丁目 3-23
電　話　03-3815-4921（編集）
03-5689-7377（営業）
https://www.shorinsha.co.jp/
印刷所　株式会社シナノ パブリッシングプレス
装　丁　小口翔平＋神田つぐみ（tobufune）

検印省略（定価はカバーに表示してあります）
ISBN978-4-7965-8106-6